チームで実践!!
小児臨床栄養マニュアル

編集

高増哲也
神奈川県立こども医療センター 医長

深津章子
聖徳大学人間栄養学部 講師

文光堂

執筆者一覧

●編集

高増　哲也　神奈川県立こども医療センターアレルギー科　医長
深津　章子　聖徳大学人間栄養学部　講師

●執筆 (執筆順)

高増　哲也　神奈川県立こども医療センターアレルギー科　医長
深津　章子　聖徳大学人間栄養学部　講師
長谷川史郎　静岡県立こども病院　副院長　小児外科
清水　俊明　順天堂大学医学部小児科　教授
大川　夏紀　順天堂大学医学部附属静岡病院新生児科
土岐　　彰　昭和大学医学部小児外科　教授
御幡　雅人　神奈川県立こども医療センター検査科
北河　徳彦　神奈川県立こども医療センター外科　医長
山内　　健　福岡市立こども病院小児外科　医長
溝渕　雅巳　兵庫県立こども病院周産期医療センター新生児科　部長
宮田　　恵　神奈川県立こども医療センター看護局
新井　勝大　国立成育医療研究センター消化器・肝臓科　医長
清水　泰岳　国立成育医療研究センター消化器・肝臓科
中尾　　真　兵庫県立こども病院小児外科　医長
宮田　大揮　筑波メディカルセンター病院救急診療科
井合　瑞江　神奈川県立こども医療センター重心施設医務課長
平井　孝明　神奈川県立こども医療センター発達支援科理学療法室
秋岡　祐子　東京女子医科大学病院腎臓小児科　講師
浦上　達彦　駿河台日本大学病院小児科　准教授
室谷　浩二　神奈川県立こども医療センター内分泌代謝科　医長
久保田　優　奈良女子大学生活環境学部食物栄養学科　教授
永瀬　裕朗　兵庫県立こども病院脳神経内科　医長
和田　　碧　神奈川県立こども医療センター栄養管理科
東本　恭幸　千葉県こども病院小児外科　主任医長
中間みどり　神奈川県立こども医療センター看護局
原　希代美　神奈川県立こども医療センター看護局

市六　輝美	神奈川県立こども医療センター看護局	
渡辺　智子	神奈川県立こども医療センター地域医療連携室	
益田眞里子	神奈川県立こども医療センター地域医療連携室	
有田　直子	高知県立大学大学院健康生活科学研究科	
陸川　敏子	神奈川県立こども医療センター感染制御室	
西角　一恵	神奈川県立こども医療センター医療安全推進室	
鳥井　隆志	兵庫県立こども病院栄養指導課　主任	
髙見澤　滋	長野県立こども病院小児外科　部長	
南澤　敦子	松本保健福祉事務所健康づくり支援課	
露崎　悠	日本赤十字社医療センター第一小児科	
小坂　仁	神奈川県立こども医療センター神経内科　部長	
田上　幸治	神奈川県立こども医療センター総合診療科	
秋山奈保子	神奈川県立こども医療センター栄養管理科	
広木キミ子	神奈川県立こども医療センター栄養管理科	
児玉　浩之	帝京平成大学健康メディカル学部健康栄養学科　教授・学科長	
中島知夏子	NPO法人摂食コミュニケーション・ネットワーク理事長	
辻本　勉	兵庫県立こども病院薬剤部　次長	
川口佳穂里	神奈川県立総合療育相談センター看護科	
森本　葉子	兵庫県立こども病院看護部	
中村　早織	神奈川県立こども医療センター栄養管理科	
木場　美紀	神奈川県立こども医療センター栄養管理科	
根来　忍	神奈川県立こども医療センター薬剤科	
萩原　綾子	神奈川県立こども医療センター看護局	

● はじめに

　本書,「チームで実践!! 小児臨床栄養マニュアル」をお手にとっていただき,ありがとうございます.臨床栄養は,医療・保健にかかわるすべての職種の人に関係のある分野であり,古くて新しいテーマですが,小児についての情報は決して多くなく,実践的な内容の書物が望まれていました.栄養サポートチームが各地で活動を開始しましたが,実際にどのようにすすめたらいいのか,模索している場面が多いこともわかりました.小児病院の横のつながりをつくりたいと思い,会をたちあげたりしながら,マニュアル本の作成を考えたりしていました.

　そんなとき,深津先生からこの企画の話を聞き,ぜひ一緒に実現しましょう,と意気投合しました.現場で模索している人のヒントになるようなものをつくりたい,目の前の患者さんの役に立てるものをつくりたい,という共通の思いを確認しました.

　そこで,本企画は栄養に興味があるけれど,敷居が高いな,と感じている人が気軽に手にとれるものを目指しました.薄くて小さいため,情報量は決して多いとはいえませんが,わかりやすいこと,すぐに使えることを最優先にしました.執筆を分担していただいた方々も,毎日臨床栄養に携わっている第一線の先生方ばかりです.

　本書をきっかけに,目の前の患者さんの役に立ちたいという思いを栄養という視点で実現していただき,あなたと患者さんとの心の距離が近づいてくれれば,そして栄養についてもっと詳しくなりたいと思っていただければ,編著者としてこれに勝る喜びはありません.

2012年1月

　　　　　　　　　神奈川県立こども医療センター
　　　　　　　　栄養サポートチーム座長・アレルギー科医長
　　　　　　　　　　　　　　　高増　哲也

目　　次

1. 小児栄養管理の基本 ── 1
1 栄養の基礎 … 2
- A. 人間にとって食べることとは？ … 2
- B. 消化器のしくみ … 3
- C. 炭水化物（carbohydrate） … 5
- D. タンパク質（protein） … 6
- E. 脂質（lipid） … 7
- F. ビタミン・ミネラル … 8
- G. 食物繊維 … 9

2 小児の栄養状態 … 10
- A. 成長と発達 … 10
- B. 体組成と水分代謝 … 12
- C. 臓器の未熟性 … 13
- D. 代謝 … 14
- E. 栄養必要量 … 15

3 栄養療法の基本戦略 … 16
- A. 栄養の経路と内容 … 16
- B. 栄養投与量の設定 … 18

2. 小児栄養ケアの実際 ── 19
1 栄養管理のプロセス … 20
- A. スクリーニング … 21
- B. アセスメント … 21
- C. プランニング … 22
- D. 栄養療法の実施 … 22
- E. モニタリング … 23
- F. アウトカム評価 … 23

2 スクリーニング … 24
- A. 栄養スクリーニングの目的と意義 … 24
- B. 栄養スクリーニングの方法 … 24
- C. 問題点と対策 … 26

3 アセスメント … 28

A. 身体診察 ………………………………………………… 28
　　B. 身体計測の実際と評価法 ……………………………… 31
　　C. 検査 ……………………………………………………… 37
　　D. 栄養・食事摂取量評価 ………………………………… 41
　4 **栄養プランニング** ……………………………………… 43
　　A. 栄養投与量の決め方 …………………………………… 43
　　B. 経口摂取，経腸栄養，静脈栄養の選び方 …………… 51
　　C. 投与経路別栄養法 ……………………………………… 55

3. 各種疾患・病態における小児栄養管理 ～パターン別栄養管理の実際～ ———— 89

　1 **早産児・低出生体重児** ………………………………… 90
　　A. 病態の知識 ……………………………………………… 90
　　B. 栄養療法のポイント …………………………………… 92
　　C. アセスメント …………………………………………… 92
　　D. プランニング …………………………………………… 93
　2 **集中治療** ………………………………………………… 96
　　A. 病態の知識 ……………………………………………… 96
　　B. 栄養療法のポイント …………………………………… 97
　　C. アセスメント …………………………………………… 97
　　D. プランニング …………………………………………… 97
　3 **下痢・便秘** ……………………………………………… 100
　　A. 病態の知識 ……………………………………………… 100
　　B. 栄養療法のポイント …………………………………… 101
　　C. アセスメント …………………………………………… 102
　　D. プランニング …………………………………………… 103
　4 **消化器内科の疾患** ……………………………………… 105
　炎症性腸疾患 ……………………………………………… 105
　　A. 病態の知識 ……………………………………………… 105
　　B. 栄養療法のポイント …………………………………… 105
　　C. アセスメント …………………………………………… 106
　　D. プランニング …………………………………………… 106
　急性膵炎 …………………………………………………… 108
　　A. 病態の知識 ……………………………………………… 108
　　B. 栄養療法のポイント …………………………………… 108

C. アセスメント ·· 109
　　D. プランニング ·· 109
慢性膵炎 ··· 110
　　A. 病態の知識 ··· 110
　　B. 栄養療法のポイント ·· 110
　　C. アセスメント ·· 110
　　D. プランニング ·· 111
5 肝・胆疾患 ··· 112
肝不全 ·· 112
慢性肝不全（胆道閉鎖症について） ······························ 113
　　A. 病態の知識 ··· 113
　　B. 栄養療法のポイント ·· 114
　　C. アセスメント ·· 114
　　D. プランニング ·· 114
6 消化器外科の疾患 ·· 115
短腸症候群 ·· 115
　　A. 病態の知識 ··· 115
　　B. 栄養療法のポイント ·· 116
　　C. アセスメント ·· 116
　　D. プランニング ·· 117
7 心疾患 ·· 118
　　A. 病態と栄養管理 ·· 118
　　B. 栄養療法のポイント ·· 119
　　C. アセスメント ·· 120
　　D. プランニング ·· 121
8 重症心身障害児 ··· 122
　　A. 病態の知識 ··· 122
　　B. 栄養療法のポイント ·· 124
　　C. アセスメント ·· 125
　　D. プランニング ·· 127
　　コラム ヨウ素欠乏，セレン欠乏 ······························ 132
9 摂食嚥下障害 ··· 133
　　A. 病態の知識 ··· 133
　　B. 栄養療法のポイント ·· 135
　　C. アセスメント ·· 135

  D. プランニング ……………………………………… 135
10 腎疾患 ………………………………………………… 139
  A. 病態の知識 ……………………………………… 139
  B. 栄養療法のポイント …………………………… 140
  C. アセスメント …………………………………… 140
  D. プランニング …………………………………… 140
11 1型糖尿病 …………………………………………… 142
  A. 病態の知識 ……………………………………… 142
  B. 栄養療法のポイント …………………………… 142
  C. アセスメント …………………………………… 143
  D. プランニング …………………………………… 143
  コラム 血液ガス ………………………………… 144
12 肥満・メタボリックシンドローム ………………… 145
  A. 病態の知識 ……………………………………… 145
  B. 栄養療法のポイント …………………………… 146
  C. アセスメント …………………………………… 147
  D. プランニング …………………………………… 148
13 先天性代謝異常症 …………………………………… 149
  A. 病態の知識 ……………………………………… 149
  B. 栄養療法のポイント …………………………… 150
  C. アセスメント …………………………………… 150
  D. プランニング …………………………………… 150
  コラム 「うん育」のすすめ …………………… 151
14 食物アレルギー ……………………………………… 152
  A. 病態の知識 ……………………………………… 152
  B. 栄養療法のポイント …………………………… 152
  C. アセスメント …………………………………… 152
  D. プランニング …………………………………… 153
15 がん …………………………………………………… 155
  A. 病態の知識 ……………………………………… 155
  B. 栄養療法のポイント …………………………… 156
  C. アセスメント …………………………………… 157
  D. プランニング …………………………………… 157
造血幹細胞移植の栄養療法 …………………………… 158
  A. 病態の知識 ……………………………………… 158

B. 栄養療法のポイント ································· 159
　　C. アセスメント ·· 159
　16 心理的・精神的領域の疾患 ······························ 160
　自閉症 ··· 160
　　A. 病態の知識 ··· 160
　　B. 栄養療法のポイント ································· 161
　神経性無食欲症 ·· 161
　　A. 病態の知識 ··· 161
　　B. 栄養療法のポイント ································· 162

4. チーム医療 ——————————— 163
　1 NSTとは ··· 164
　　A. 主な活動内容 ·· 164
　　B. NSTの構成メンバー ································ 164
　　C. NSTのメリット ······································ 165
　　D. NSTの課題 ··· 165
　　E. NST活動のポイント ································· 165
　　コラム　NSTって何の略？ ······························ 166
　2 電子カルテとNST ······································ 167
　　A. 電子カルテシステム ································· 167
　　B. NSTシステムの構築 ································ 168
　3 外来NST ··· 170
　　A. 外来NSTの活動 ····································· 171
　　B. メンバーの栄養への意識向上 ······················ 172
　　C. 外来NSTのしくみづくり ··························· 172
　　D. 外来NSTがめざす方向 ····························· 172
　　コラム　お湯と粉ミルク，どちらを先に入れるの？ … 173
　4 病棟ナースの役割とは ································· 174
　　A. 栄養障害の早期発見→栄養に興味をもとう ········ 174
　　B. 栄養療法の実施と評価→栄養の基礎を学習しよう
　　　　 ·· 174
　　C. 支援体制の調整→医療チーム内の調整役になろう
　　　　 ·· 174
　5 外来ナースの役割とは ································· 175
　　A. 看護師による栄養の視点 ···························· 175

B. 外来でのかかわり ……………………… 175
C. 観察のポイント ………………………… 175
6 他のチームと NST の横の連携 …………… 176
A. 総論 ……………………………………… 176
B. 褥瘡対策チーム ………………………… 177
C. 小児医療における地域医療連携 ……… 178
D. 緩和ケアチーム（PCT） ……………… 179
E. 感染対策チーム（ICT） ………………… 180
F. NST と医療安全推進室 ………………… 181
コラム 栄養の片隅 …………………………… 182

5．ちょっとした疑問 Q & A ─────── 183
① 下痢のときにふさわしい飲み物は？ ……… 184
② 成人で汎用されている栄養療法が小児でも有効？ …… 185
コラム 平均って？ …………………………… 187
③ 注入用ミキサー食の作り方 ………………… 188
④ 胃瘻造設まで家族とどうかかわればよい？ … 189
⑤ ミルクから栄養剤への移行はどのタイミング？ …… 190

6．トピックス，知っておきたい概念 ──── 191
① refeeding syndrome ……………………… 192
② bacterial translocation …………………… 194
③ ビタミン …………………………………… 195
④ 微量元素欠乏症 …………………………… 196
⑤ 必須脂肪酸欠乏症 ………………………… 198
コラム 母乳 …………………………………… 199
⑥ ケトン食 …………………………………… 200
⑦ NPC/N 比とは …………………………… 201
コラム NPT …………………………………… 202
⑧ ビタミン K ………………………………… 203
⑨ 妊婦と葉酸 ………………………………… 204
⑩ 食育 ………………………………………… 205
A. 栄養士からみた食育 …………………… 205
B. 小児科医の立場から …………………… 206
C. 摂食指導者の立場から ………………… 209

⑪ 栄養管理に関連する薬剤 ………………………………… 211

7. 症例で学ぶ小児栄養管理 ─── 213
① 極度の偏食から低栄養となった自閉症児の例 ………… 214
　コラム ビタミンA欠乏 ……………………………… 215
② 摂食ケアで苦労した症例 ………………………………… 216
③ 重症心身障害児において胃瘻で苦労した症例
　　─胃排出能の重要性─ ……………………………… 217
④ 心臓手術術後の乳び胸に対するMCTミルク治療により必須脂肪酸欠乏を呈した例 ……………………… 218
⑤ 成分栄養剤を変更したら問題が生じた例 ……………… 219
⑥ ミルクアレルギー治療用のミルクでビオチン欠乏が生じた例 …………………………………………………… 220
⑦ 症例で学ぶエネルギー計算 ……………………………… 221
　コラム 魚油が乳児肝不全の特効薬？ …………… 222
　コラム 医療者に求められるもの ………………… 222

付録 ─── 223
① 経腸栄養剤 ………………………………………………… 224
　A. 経腸栄養剤の使い分け ……………………………… 224
　B. 経腸栄養剤　医薬品と食品の比較 ………………… 225
　C. 経腸栄養剤の種類 …………………………………… 226
　D. 用途に応じた栄養剤 ………………………………… 227
　E. 栄養補助食品一覧 …………………………………… 227
② 特殊ミルク ………………………………………………… 228
　A. 特殊ミルクの分類と入手方法 ……………………… 228
　B. 特殊ミルクリスト（2010年11月現在）………… 229
③ 日本人の食事摂取基準（2010年版）抜粋 …………… 232
④ 横断的標準身長・体重曲線 …………………………… 236
⑤ 小児栄養に関する検査基準値一覧 …………………… 240
　A. たんぱく関連 ………………………………………… 240
　B. 非たんぱく性窒素 …………………………………… 240
　C. 脂質関連 ……………………………………………… 240
　D. 電解質 ………………………………………………… 241
　E. 糖質 …………………………………………………… 241

F. 血液関連 ……………………………………… 241
G. 微量元素（金属）……………………………… 242
H. その他 …………………………………………… 242
⑥ 小児版 薬剤 - 栄養素相互作用一覧 …………………… 244
⑦ 小児栄養に関する各種コスト一覧 ……………………… 245
A. 栄養に関する診療報酬一覧（抜粋）…………… 245
B. 栄養物品に関するコスト ……………………… 247
⑧ 関連学会・おすすめの書物一覧 ………………………… 248

あとがき ——————————————————— 249
索引 ——————————————————————— 251

第1章

小児栄養管理の基本

1 栄養の基礎

A 人間にとって食べることとは？

- 生きるためのエネルギーのもと（栄養）　　　＝身体
- 生きる喜び，生きがいを感じる時間（おいしく）＝心理
- 家族や仲間とのふれあいの場（楽しく）　　　＝社会

- 栄養を考えるための基礎は，解剖学，組織学，生理学，生化学という流れもあるが，ここでは食べるということを，マクロ（大きな視点）からミクロ（小さな視点）へたどっていくことにする．
- 食事は，人と人とのコミュニケーションの場である．
- 楽しく食べることが，基本である．そして，食育の場でもある．

- ここで，一人の人に注目すると，食べることは生きる喜び，生きがいを感じる貴重な時間である．
- おいしくいただいていることが基本．
- おいしいというのは，視覚，聴覚，味覚，嗅覚，食感，そして，食べる雰囲気によっても変わってくる．

- 食べることは，生きるためのエネルギーのもとを手に入れる手段である．すなわち，栄養である．エネルギーをつくるためには，消化器で栄養を取り入れるだけでなく，呼吸器で酸素を取り込み，循環器でそれらを血液を通して組織に運ぶことが必要である．栄養と酸素が出会うことで，エネルギーが発生する．

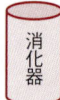
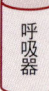

栄養と酸素

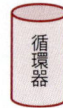

B 消化器のしくみ（図1）

- 食べ物は口から入って，消化管を通り，排泄される．
- それを詳しくみると，咀嚼，嚥下，消化，吸収，排泄となる．
- 消化管という体の中にある1本の管を，食物は旅していく．

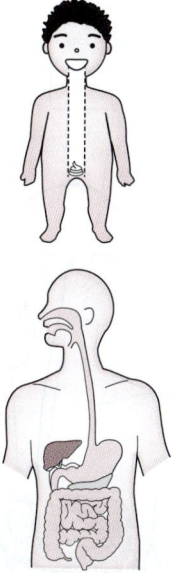

口	摂食・咀嚼
喉頭	嚥下
食道	移動
胃	貯留・消化
十二指腸	消化
空腸・回腸	消化・吸収
大腸	吸収
肛門	排泄

❖ 消化→吸収→代謝

① 消化（digestion）
- 食物が小さい分子に分解されること．
- 機械的消化：噛み砕かれて撹拌され，溶解状態となること．
  化学的消化：糖質・脂質・タンパク質が加水分解により，小さな分子に分解されること．

② 吸収（absorption）
- 栄養素が消化管から血管やリンパ管に入ること．

③ 代謝（metabolism）
- 体内で起こる化学反応．異化と同化からなる．
- 異化（catabolism）：複雑な有機分子を単純な物質に分解する．
- 同化（anabolism）：単純な分子を結合させ複雑な分子を合成する．

3大栄養素：炭水化物（糖質），タンパク質，脂質
その他の栄養素：ビタミン，ミネラル，食物繊維

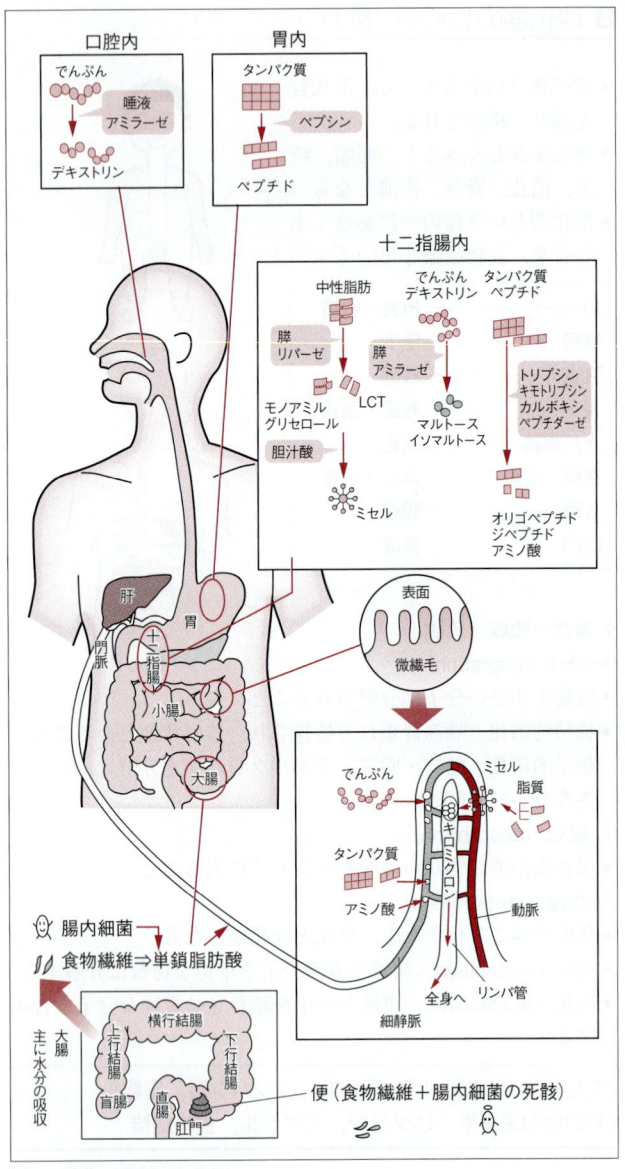

図1 消化・吸収のしくみ

C 炭水化物 (carbohydrate)

- 炭素（C）に水（H₂O）が1：1でついた有機化合物．
- 体内の2～3％を占める．
- 炭水化物＝糖質ともいえるが，糖質(消化酵素で分解される)と食物繊維（分解されない）という分け方もある．

単糖類　　グルコース（ブドウ糖（いわゆる血糖））
　　　　　フルクトース（果糖）
　　　　　ガラクトース
二糖類　　スクロース（ショ糖（いわゆる砂糖））
　　　　　　　　　　　　　　グルコース＋フルクトース
　　　　　ラクトース（乳糖）　グルコース＋ガラクトース
　　　　　マルトース（麦芽糖）　グルコース＋グルコース
オリゴ糖　2（3）～10個の単糖が結合したもの
多糖類　　デンプン（植物中）
　　　　　グリコーゲン（動物中に貯蔵）
　　　　　セルロース（食物繊維）

❖ 糖質の代謝（図2）

糖質1g = 4kcal

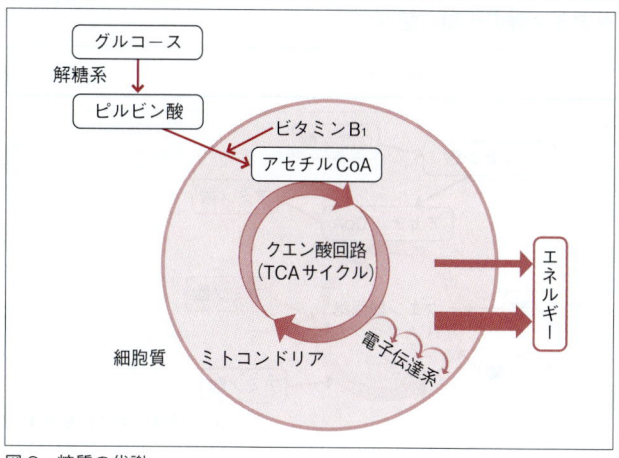

図2　糖質の代謝

D タンパク質 (protein)

- 炭素, 水素, 酸素, 窒素を含む巨大分子で, 生体の構造 (コラーゲンなど) と機能 (酵素やホルモンなど) に大きな役割を果たしている.
- 体内の15%を占める.
- アミノ酸：タンパク質を構成する単位.
- ペプチド：いくつかのアミノ酸がペプチド結合したもの.
- タンパク質はポリペプチド (数十から数千個のアミノ酸からなる) が立体的な構造をしたもの.

❖ 知っておくべきアミノ酸
- 必須アミノ酸：体内で合成できない10種のアミノ酸.
- グルタミン：小腸の主たるエネルギー源であり, また腸管免疫にも重要な役割を果たす. 絶食時に投与する.
- アルギニン：肝臓でアンモニアを尿素に変換して (尿素サイクル) 排泄する役割がある. 創傷治癒にも重要.
- 分岐鎖アミノ酸 (branched chain amino acid：BCAA)：バリン, ロイシン, イソロイシンの総称. 筋肉になる. 肝不全時の意識障害に有効であり, 芳香族アミノ酸 (aromatic amino acid：AAA) との比はフィッシャー比 = BCAA/AAA という.

❖ アミノ酸の代謝 (図3)

タンパク質1g = 4kcal

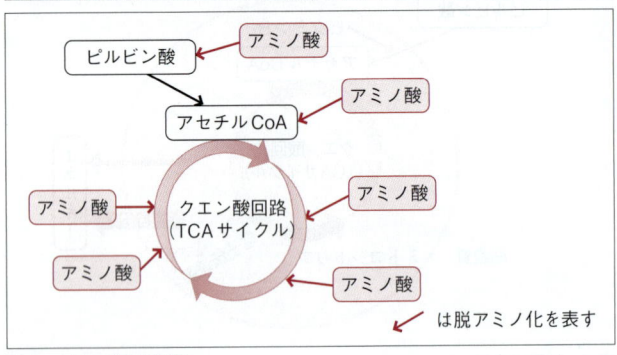

図3 アミノ酸の代謝

E 脂質（lipid）

- 炭素・水素・酸素からなるが，酸素が少ない．
- 水に溶けない（疎水性 hydrophobic）．
- 体内の 20％を占める．
- 脂肪酸（表1）．
- トリグリセリド：グリセロール − 3つの脂肪酸
- リン脂質：リン酸基 − グリセロール − 2つの脂肪酸
- ステロイド：コレステロール，胆汁酸塩，ビタミン D, 副腎皮質ホルモン，性ホルモン．
- エイコサノイド：プロスタグランジン・ロイコトリエン．
- 脂溶性ビタミン：ビタミン A, D, E, K.
- リポタンパク質：脂質とタンパク質が結合した分子．

表1　脂肪酸

	短鎖脂肪酸	中鎖脂肪酸	長鎖脂肪酸
炭素数	1〜4	6〜12	14〜
飽和脂肪酸	酪酸	ラウリン酸	ステアチン酸
不飽和脂肪酸	（すべて長鎖）	n-9系	オレイン酸
		n-6系	リノール酸
			アラキドン酸
	必須脂肪酸	n-3系	α-リノレン酸
			エイコサペンタエン酸
			ドコサヘキサエン酸
		cis-脂肪酸	有益
		↓加工	
		trans-脂肪酸	有害

❖ 脂肪酸の代謝（図4）

脂質 1g=9kcal

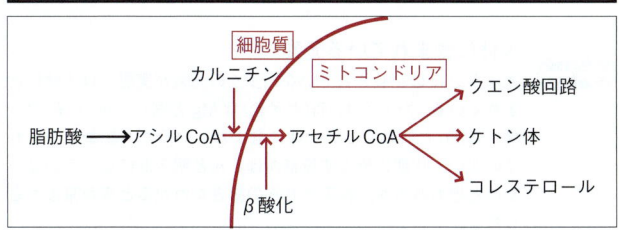

図4　脂肪酸の代謝

F ビタミン・ミネラル

❖ ビタミン
- ビタミンとは，生きるうえで必要な栄養素のうち，3大栄養素に属さない有機化合物である．通常，ヒトは自分で合成できない．水溶性と脂溶性に分けられる．
- 水溶性はB群（8種）とC，脂溶性はA・D・E・K．
- 水溶性は大量に摂取しても尿に排泄されるが，脂溶性は大量に摂取すると過剰症が起こりうる．

❖ ミネラル
- ミネラルは，有機物に含まれるO（酸素）・C（炭素）・H（水素）・N（窒素）（三大栄養素の主な構成成分）以外で生体にとって欠かせない元素をさす．
- 無機質ともいう．Ca(カルシウム)，P(リン)，K(カリウム)，S（硫黄），Na（ナトリウム），Cl（クロール・塩素），Mg（マグネシウム）の多量ミネラルのうち，体液中でイオン化しているものを電解質という．Fe（鉄）以下（全体重の0.01％以下）の元素を微量元素という．そのうちFe・Zn（亜鉛），Cu(銅)，Se(セレン)，I(ヨウ素)，Mn(マンガン)，Mo(モリブデン)，Cr（クロム），Co（コバルト）は必須ミネラルである（196頁参照）（表2）．

表2 体重10kg当たりの各元素の重量（g）

O	C	H	N	Ca	P	K	S	Na	Cl
6,400	2,000	1,000	200	140	100	30	20	14	12

Mg	Fe	Zn	Cu	Se	I	Mn	Mo	Cr	Co
3	0.6	0.3	0.01	0.002	0.001	0.001	0.001	0.001	0.0002

人体に含まれている元素
実は表2には記載されていない多くの元素が実際には人体に含まれている．たとえば，Si(ケイ素)はMgと同じくらい，F(フッ素)はZnと同じくらい人体に含まれているが，記載すらされていない．代謝に果たす役割がほとんど明らかになっていないためと思われるが，将来それらの働きがわかるときが来るかもしれない？

G 食物繊維

- 食物繊維（dietary fiber）とは，ヒトの消化酵素で消化されない食物成分である．
- 腸内細菌により発酵することで，短鎖脂肪酸がつくられる．
- さらに広く消化管の生理機能に働く物質の総称として，ルミナコイドということもある（図5）．

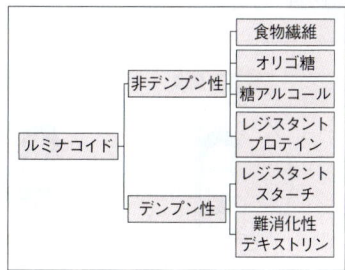

図5 ルミナコイドの分類

 短鎖脂肪酸
炭素数4個以下の飽和脂肪酸のことをさす．酢酸（炭素数2），プロピオン酸（炭素数3），酪酸（炭素数4）がある．酪酸は大腸上皮の重要なエネルギー源となる（2kcal/g）．経口的に投与しても，胃や小腸で消費されるため，大腸上皮へ酪酸を届けるには，食物繊維を大腸で発酵させるしかない．

- 食物繊維は水溶性と不溶性に分類される．カッコ内は由来する食品．

  水溶性：ペクチン（果物），グアガム（グア豆・増粘安定剤），アガロース（寒天），グルコマンナン（こんにゃく），ポリデキストロース（人工），アルギン酸ナトリウム（昆布）

  不溶性：セルロース，ヘミセルロース，リグニン（野菜），キチン・キトサン（甲殻類の殻）

 プロ・プレバイオティクス
- 生体に有益な作用を及ぼす腸内細菌（乳酸菌，ビフィズス菌など）をプロバイオティクス（probiotics）という．
- 有益な菌の増殖を促して，生体に有益な生理効果を発揮する物質をプレバイオティクス（prebiotics）という．水溶性食物繊維，オリゴ糖，難消化性デキストリンなどの難消化性糖質がこれにあたる．
- プロバイオティクスとプレバイオティクスを同時に投与して，有益な生理効果の増強を促す方法をシンバイオティクス（synbiotics）という．

うんち
「うんち」の成分は，腸管上皮の死骸，腸内細菌，不溶性食物繊維で構成されている．

（高増哲也）

2 小児の栄養状態

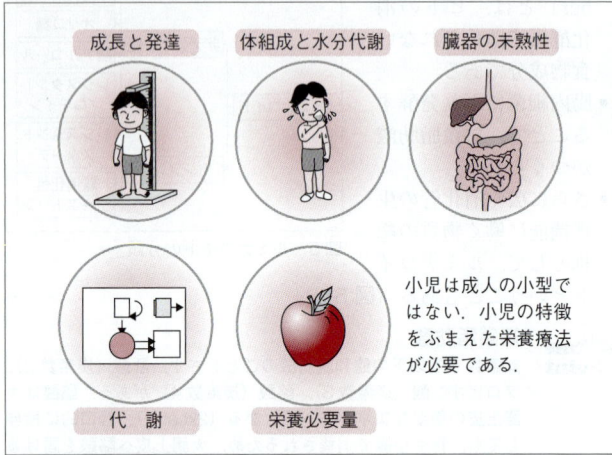

図1 小児の栄養

A 成長と発達

- 成長（growth）：身体の量的な増加.
- 発達（development）：運動・生理・精神など機能面の成熟.
- 発育：両者を包括した概念.

❖ 発育区分
- 「小児」とひとくくりにはできず，発育区分で考える.
- 胎生期：出生以前，新生児：出生後4週間，乳児：1歳前まで，幼児：1～6歳，学童：6～12歳，思春期：第二次性徴～骨端線閉鎖.

❖ 成長
- 身長は生後1年で50cm→75cmと1.5倍に，4年で2倍になる.
- 体重は生後1年で3kg→9kgと3倍に，4年で5倍になる.
- 頭囲は生後1年で33cm→46cmと1cm/月増加する.

- 脳の重量は生後1年で390g→800gと2倍になり、5年で成人の90%に達する.

> ・小児にとっての良好な栄養状態は正常な成長が得られていることが示す.
> ・成長の経過を重視し、一時点のみで評価しない.
> ・栄養計画は成長に合わせて常に見直す.

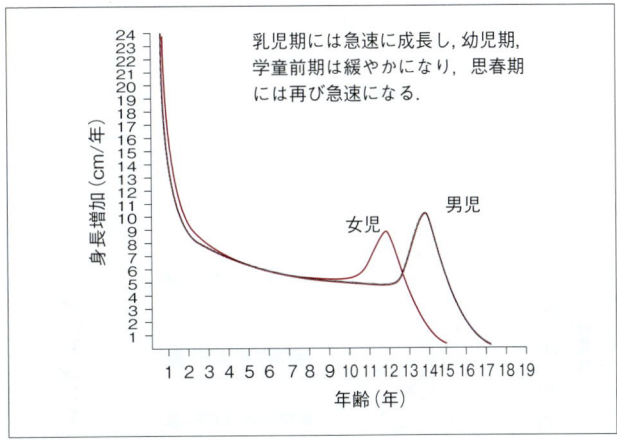

図2 ヒトの成長速度曲線

❖ 発達

- 身体的発達、認知・言語発達、情緒・社会的発達は、遺伝因子、栄養因子、環境因子に依存している。これらの発達の中には発達段階に応じた学習によって効果が得られるため、その時期を逃すと後で獲得が困難になるものがある.
- 小児期の栄養摂取は母親を代表とする他者との相互交渉の場となり、情緒を形成する.
- 通園や就学などのライフスタイルの変化に応じて、児が社会的に順応できるよう食事栄養療法を調整する.

> ・発達は栄養状態に影響を受ける.
> ・発達段階に応じた栄養療法のアプローチを行う.
> ・愛情がなければ適切な栄養とはいえない.

B 体組成と水分代謝

- 体組成(体脂肪と体水分量の比率)は年齢に伴い変化する.
- 出生時の体脂肪率は低いが,1歳までに急増する.その後は青少年期前まで減少し続けて出生時の値に戻る.
- 体重に対する体水分量の割合は,出生時から生後12ヵ月まで減少する.この変化は主に細胞外液が減少することによる(図3).
- 乳児では体水分量が相対的に高く,水分の交換が速く,体表面からの喪失量が比較的大きいため,より年長の小児や成人に比べて脱水状態に陥りやすい.

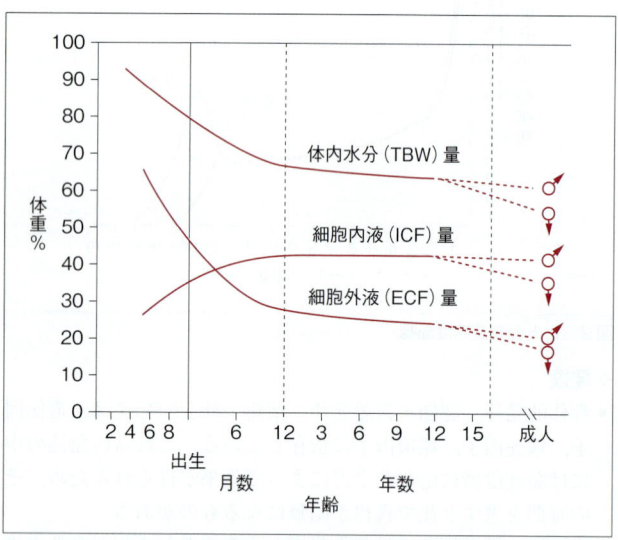

図3 体重に占める体内水分量,細胞内液量,細胞外液量の割合と経年変化
(Winters RW:Water and electrolyte regulation. In Winters RW (editor): The Body Fluids in Pediatrics. Boston, Little Brown & Company, 1973 より)

・生後1年の体脂肪率の変化が乳児特有の外観をつくる.
・脱水状態に陥りやすいため,水分を頻回に投与する.
・小児にとって水は三大栄養素よりも重要な要素といえる.

1. 小児栄養管理の基本

栄養剤とミルクからみた必要水分量
成人では1kcalのエネルギーを代謝するのに1mLの水が必要なことから，1kcal/mLの栄養剤製品が主に使用される．この水分は850mL/Lだが，チューブのフラッシュや薬物投与のための水分を加味すると，ほぼ栄養剤のみで水分が足りる．一方，乳児用ミルクは約0.67kcal/mLに設計され，1kcal当たり約1.5mLと多い水分を摂取できるようになっている．

C 臓器の未熟性

❖ 腎臓
- 乳児の腎臓の濃縮能は成人の約1/2と低いため希釈尿となる．3歳頃に腎機能が成熟する．
- 水分の摂取量が不足すると窒素成分や無機質が体内に蓄積する．
- 夏季や高温環境下，発熱や下痢の際に脱水を起こしやすい．

❖ 肝臓
- 低出生体重児（早産児）・新生児では代謝関連酵素の未熟性のために過剰なエネルギー投与やより多いアミノ酸累積投与，脂肪乳剤投与が肝障害を起こすことがある．
- 乳児期では肝臓でのグリコーゲン貯蔵量が少ないため低血糖を起こしやすい．

❖ 消化器
- 唾液中アミラーゼ（デンプン分解酵素）は乳汁を摂取している間は分泌が少なく，膵液中にラクターゼ（乳糖分解酵素）が豊富に含まれる．成長と摂取する食物により，これら酵素の分泌量も変化する．
- 噴門の機能が不十分なことなどによって母乳（ミルク）を吐き出すことがある．

- 脱水と電解質異常，高窒素血症に注意する．
- 静脈栄養に伴う肝障害の重篤化をきたしやすい．
- 乳幼児の消化吸収機能に合わせた食物を適切に与える．

D 代謝

[エネルギー]
- 1歳児が飢餓状態で生存に耐えうる日数は成人の約半分である.

[タンパク質]
- 同時に投与するエネルギーが大きいほど窒素の利用効率がよいため,非タンパク質カロリー/窒素比(201頁参照)を十分に高く保つ.
- 新生児・低出生体重児(早産児)では,肝臓でのフェニルアラニン,チロシンの分解やメチオニンからシステイン,タウリンへの変換が低いなどのアミノ酸代謝の未熟性がみられる.
- 成長発達に必須のヒスチジンは生後6ヵ月まで条件付き必須アミノ酸である.

[脂質]
- 離乳前の乳児期はエネルギー比45%の脂質を摂取しているが,静脈投与の場合には低いリポプロテインリパーゼ活性やカルニチン不足のため脂質の投与量は制限される.
- 新生児,特に低出生体重児(早産児)は脂肪も蓄積量が少なく,無脂質の輸液を続けると必須脂肪酸欠乏を起こしやすい.

[炭水化物]
- 新生児,特に低出生体重児(早産児)では生後は血糖値の調節能力が低く,低血糖や高血糖になりやすい.

・蓄積が少なく不足しがちだが一方過剰になりやすいため,頻回に摂食させる.
・新生児,特に低出生体重児(早産児)の代謝は未熟であり,静脈栄養の投与についても慎重さを要する.

(74頁, 90頁参照)

E 栄養必要量

- 基礎代謝量が大きく成長にもエネルギーを必要とするため，体の大きさに対する必要な栄養量は成人より大きい．
- 小児に特に多く必要な栄養素がある（図4）．

> ・子どもの特性にあわせた栄養・食事を与える（子どもは大人の小型ではない）．
> ・間食を含めて栄養必要量を確保する．欠食や絶食の影響が大きい．
> ・適切な栄養摂取を保護者など周りの大人に依存している．

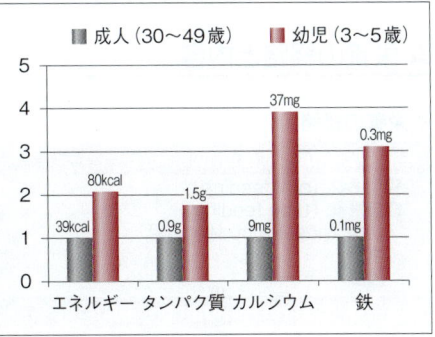

図4 体重1kg当たりの食事摂取基準 日本人の食事摂取基準（2010年版）から，男性の年齢別基準体重と推定エネルギー必要量（身体活動レベルⅡ），各栄養素推奨量を用いて算出した（成人を1としたときの比率）．

小児における栄養障害の影響

- 胎児や新生児が重篤な栄養障害に陥った場合，中枢神経系および知能面，行動面の正常な発達が障害されるとともに生涯続く合併症を引き起こしかねない．
- 栄養障害により遅延した成長速度は栄養改善により正常化することは可能だが，栄養障害が長期にわたる場合は低身長を正常化することが不可能である．
- 栄養障害の小児では免疫能の低下や消化管機能の低下がみられる．栄養障害は罹患率を上昇させ，また栄養障害と疾患の相乗作用により死亡率を上昇させると考えられる．

（深津章子）

3 栄養療法の基本戦略

- 栄養療法の計画を立てていくうえでの基本戦略,それは栄養の基礎(2頁)を参考にして,できるだけ自然な姿を基本とすることである.
- 生体の機能で,使えるところは使うのが基本,使えないところは「しかたがないから」他の方法で代用する.
- 食事は楽しく,おいしくが基本中の基本.
- 自然な食材を調理した料理を,口からいただくのが何よりである.調理している様子を見て,聞いて,かいで,消化の準備をしているのがさらに理想である.

A 栄養の経路と内容

❖ 栄養の経路

経腸栄養 (enteral nutrition:EN)
経口栄養 (oral feeding) 経管栄養 (tube feeding) 　経鼻 (nasal tube feeding) 　胃瘻 　腸瘻

静脈栄養 (parenteral nutrition:PN)
末梢静脈栄養 (peripheral parenteral nutrition:PPN) 中心静脈栄養 (total parenteral nutrition:TPN) 　　　　　(central parenteral nutrition:CPN)

- 栄養の経路の選択は,まず腸が使えるかどうかである.
- "If the gut works, use it." 腸が使えるなら使え.腸を使えないときは,しかたがないから静脈から栄養を投与する.
  経腸栄養:腸を使う栄養法
  静脈栄養:静脈からの栄養法
- 経腸栄養は,経口栄養と経管栄養に分けられる.
- 経口栄養:咀嚼・嚥下・移動・消化・吸収・排泄という過程が全部機能している場合に,口からとる.これが基本である.
- 経管栄養(これを経腸栄養ということがある):嚥下がうまくできないが,腸が使える場合には,これを選択する.
- 管は鼻から,胃(または腸)に入れる場合と,経管栄養が長

期(6週間以上)に及ぶときは,皮膚から直接,胃へ(胃瘻),腸へ(腸瘻)の場合がある.胃から腸への流れが使えるときは胃へ,胃から腸への流れが使えないなら腸へ直接入れる.
- 静脈栄養:腸管が使えないならば静脈から栄養を入れる.短期間(2週間以内)の場合には末梢静脈栄養とするが,末梢静脈からはブドウ糖で10%の濃度までしか入れられない.長期間(2週間以上)の場合,中心静脈栄養を選択する.

❖栄養の内容
- できるだけ自然な食材を調理した料理をバラエティ豊かに食事としてとるのが基本である.
- それができない場合は,できないところだけを補助した形で.
- 流動食:食物を液状に加工したもの.
- 栄養剤
 半消化態栄養剤:糖質・タンパク質・脂質が一定の割合で配合されており,消化吸収機能が使える場合に使用する.
 消化態栄養剤:タンパク質を加水分解して低分子ペプチドになっている.消化吸収機能が低下している場合に使用.
 成分栄養剤:タンパク質を加水分解したアミノ酸から構成されており,消化吸収機能が使えない,または使わないほうがよいときに使用.
- 栄養剤選択の基本は,半消化態栄養剤であり,消化吸収機能が使えない場合には,しかたがないから消化態栄養剤,成分栄養剤を使用する.
- 注射薬:静脈栄養の場合は注射薬を使う.水分・糖質・タンパク質・脂質・ビタミン・ミネラルの組成に注意しながら選択する.bacterial translocation(194頁参照)予防のため,腸管にグルタミン(その他,食物繊維,プロバイオティクス,オリゴ糖も)を投与しておく.

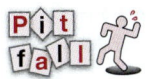
腸に負担をかけないでいいと考え,成分栄養剤を安易に使用すると,他の経腸栄養剤を使えない状態になってしまうことがあるため,注意が必要である(219頁参照).

B 栄養投与量の設定

- 水分量,総エネルギー,タンパク質の量,脂質の量,の順番に決めていき,糖質,ビタミン,ミネラル(電解質を含む),食物繊維を設定する(急性期には,電解質を先に決める必要があるときがある).
- 計算上の設定が正しいとは限らない.あくまで患者の状態を把握してフィードバックしながら適切な量を決めていく.
- 特に,これまでの量と計算量がかけ離れている場合,徐々に変更していく.急激な変更は消化器症状やrefeeding syndrome(192頁参照)の原因となりえるので注意が必要である.

❖ サプリメントの使用法

- サプリメントは通常の栄養では不足しがちな成分を摂取するための栄養補助食品である.通常の食事・栄養だけでは不足する成分があるとき,補助として使用することでその成分を補うことができる.しかし一部の成分を補うことで,全体のバランスを悪くすることがあることを念頭に置く必要がある.

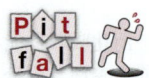

血清亜鉛値が低く,亜鉛欠乏を疑って亜鉛を補充する目的で,亜鉛単独のサプリメントまたは薬剤を用いると,銅欠乏を引き起こすことがある.亜鉛の吸収と銅の吸収が拮抗するためである.サプリメントはできるだけマルチプルに投与するのが原則である.

栄養療法を考えるうえでのポイント

栄養療法はあくまでも患者のために行っているのであるから,患者本位(patient oriented)の姿勢を大事にすること.患者から情報をよく聞き(食歴・栄養歴の聴取は情報収集の基本),患者の希望をよく聞き(患者が望まない栄養療法は成功しない),患者の状態をよく観察し(本人を観察することが最重要であり,検査データはあくまで参考),栄養療法を行ったら患者の状態が改善したかどうかを判断基準として評価する.ベッドサイドが栄養療法の原点である.

(高増哲也)

第2章

小児栄養ケアの実際

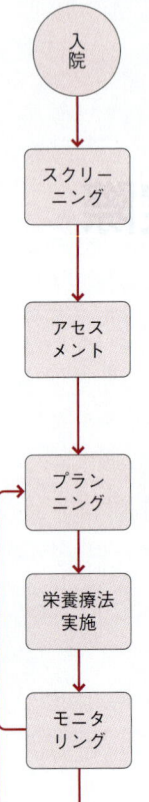

1 栄養管理のプロセス

入院
- 入院患者の30%は栄養不良であるといわれる．ここでは主に入院患者に対する栄養管理のプロセスを示すこととする．

スクリーニング
- まず，患者はスクリーニングされる．これは，リスクがある患者かどうかのふるい分けである．

アセスメント
- 次に，リスクがあるとされた患者に対し，アセスメント（評価）を行う．体重の変化率を計算し，身体計測，血液生化学検査の値を参考にする．

プランニング
- アセスメントに従って，栄養療法のプランニングを行う．栄養の経路と内容について計画を立て，主治医に提案する．

栄養療法実施
- 栄養療法は主治医の指示に基づき，栄養士，薬剤師の協力のもと，主に看護師が行う．

モニタリング
- アセスメントに用いた項目のうち，患者の栄養状態が変化していく様子を知ることができる項目を用いて，時間経過をモニタリングする．

アウトカム評価
- アウトカムを評価し，目標を達成していれば，栄養管理終了とする．目標に到達していない場合，再びプランニングをしていく．目標に到達しないまま退院する場合は栄養管理は継続されなくてはならず，情報が外来NST（nutrition support team：栄養サポートチーム）に引き継がれる．

外来へ / **目標達成**

2. 小児栄養ケアの実際

A スクリーニング

- スクリーニングとは，全患者のなかから，栄養療法を必要としている可能性の高い（ハイリスクの）患者を見つけ出すための，ふるい分け作業である．
- 実際上は，入院時にスクリーニング票を記入して完成させる作業のことをさす．
- 下痢，嘔吐があること，体重減少がみられていること，入院時の計測（身長・体重）データをもとに体格を計算するなどして行う．
- スクリーニングにおいて最も重視されるべきは，効率である．
- スクリーニングに用いられるものとして，主観的包括的栄養評価（subjective global assessment：SGA）があり，簡便な質問票である．
- SGA はアセスメントという言葉が使われており，スクリーニングをアセスメントの第一段階としている場合があるが，ここではスクリーニングとアセスメントを区別する．

B アセスメント

- アセスメントとは，評価である．さまざまな情報をもとに患者の栄養状態を総合的に判断する．
- SGA と対比して，客観的データ栄養評価（objective data assessment：ODA）とよばれる．体重減少の割合を計算し，身体計測を行い，血液生化学検査，尿生化学検査などを行う．体重減少の割合は，％健常時体重（現体重/健常時体重），％理想体重（現体重/理想体重），％体重変化（（現体重－以前の体重）/以前の体重）を計算する．
- 身体計測は，身長，体重，上腕三頭筋部皮下脂肪厚（triceps skinfold thickness：TSF），上腕周囲長（arm circumference：AC）．
- 血液生化学検査では，アルブミン，rapid turnover protein（38頁参照），亜鉛，リンパ球数などが用いられる．
- アセスメントにおいて最も重視されるべきは，精度である．

C プランニング

- プランニングとは，栄養療法の計画を立てることである．
- 栄養の投与経路，栄養の種類，成分別の量の決定を行う（図1，2）．
- 栄養の投与経路は，経口，経管，静脈を選んで決定する．
- 栄養の種類は，普通食，特別食，流動食，栄養剤，輸液製剤の種類を選んで決定する．

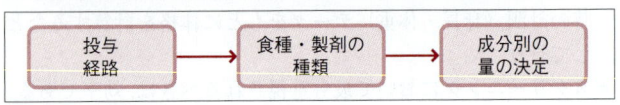

投与経路 → 食種・製剤の種類 → 成分別の量の決定

図1　プランニング

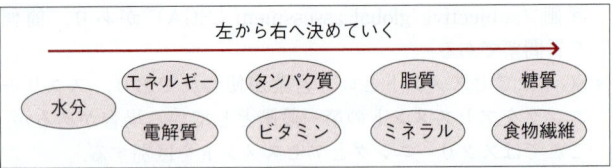

左から右へ決めていく

水分　エネルギー　タンパク質　脂質　糖質
　　　電解質　　ビタミン　　ミネラル　食物繊維

図2　成分別の量の決定

D 栄養療法の実施（図3）

- プランニングされた内容は主治医に伝達され，栄養療法の実施そのものは，主治医の指示によって行われる．
- 経口栄養の場合は，主治医の食事箋に基づき，栄養士が食事計画を立て，献立を作成し，材料を発注し，調理師が調理することで食事を用意する．
- 経管栄養の場合は，主治医の指示箋に基づき，薬剤師・栄養士が栄養剤を用意し，看護師が栄養剤などを注入する．
- 静脈栄養の場合は，主治医の注射箋に基づき，薬剤師が注射薬を用意し，看護師が輸液を管理する．

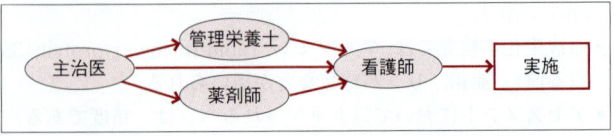

主治医 → 管理栄養士／薬剤師 → 看護師 → 実施

図3　栄養療法の実施

E モニタリング

- 栄養療法を実施しながら，時間を追ってアセスメントしていくことをモニタリングという．
- モニタリングに適した指標は，正確な栄養の指標となりうるものであり，かつ時間経過を反映できるもの（検査では半減期が短いもの），さらに非侵襲的で安価なものである必要がある（図4）．
- 最もよく使われるモニタリング指標は体重であるが，心不全や腎不全では浮腫のため体重が増加することもあり，ひとつの指標のみの評価ではなく，総合的に判断する．
- モニタリングの結果に基づき，繰り返しプランニング内容を見直していく．

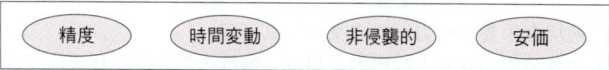

> 精度　　時間変動　　非侵襲的　　安価

図4　モニタリングにおいて重要な要素

F アウトカム評価

- アウトカムとは成果のこと．アウトカム評価とは，栄養療法を実施したことによる効果を判定することをさし，次のアセスメント，プランニング，栄養療法の実施へとつなげていくことになる．
- 全体としてのアウトカムは，致死率，治癒率，平均入院日数，再入院率，合併症発症率などで評価されるが，個別の患者では，疾患の治癒の程度，機能の回復の度合い，障害の程度，QOL，患者満足度などで評価される．
- 実際には個々の患者について，時間経過にしたがって，栄養療法の目標を設定しながら進めていく．
- 目標設定は，たとえば急性期の場合，できるだけ早く感染や創傷が治癒することであったり，長期的には，重症感染を起こしにくくすることや，早期に退院して在宅医療に結びつけることであったりする．
- 設定した目標を達成したと判断されたら，栄養療法は終了となるが，目標が達成されない場合，栄養療法を継続したり，目標を設定しなおしたりする．
- 終末期のがん患者の場合，悪液質に伴い栄養消費量が低下する現象がある．それに合わせて栄養投与量を設定しなおすことをギアチェンジと表現することもある．

（高増哲也）

2 スクリーニング

A 栄養スクリーニングの目的と意義

- 入院時栄養スクリーニングの主要な目的は,入院時感染症チェックと同様入院初期評価の一つで,栄養障害(protein-energy malnutrition:PEM, タンパク質エネルギー栄養障害)のリスクのある症例を抽出し,栄養の詳細な評価や栄養治療の必要な症例を特定する栄養治療のうえのトリアージである.
- 栄養障害の精査が必要な症例に,医療資源を有効に振り当て,適切な栄養治療方針の立案に役立てる.
- 栄養障害のリスク症例の抽出は,慢性の潜在的な併存疾患を発見する手がかりにもなり,今後の治療に伴う栄養上のストレス(異化亢進など)の予測にもなる.

B 栄養スクリーニングの方法

- 容易に,短時間に,特別な技術を必要とせずに,入院時に直ちに行え,かつ安価な指標であることが肝要である.
- 小児の栄養スクリーニングでは問診および身体所見による摂食状況,消化器の病的状態,今後栄養障害が急速に進行する危険性などを把握するとともに,身体計測による成長発育の確認が大切である[1].

❖ 問診による評価

- 多くの評価法が報告されている.subjective global assessment(SGA:主観的包括的栄養評価)は,成人領域では信頼されるエビデンスも得られ[2],わが国でも広く普及している.
- SGAの評価項目は,(1)過去2週間〜6ヵ月間の体重変化,(2)食事摂取量(通常時との量・質比較),(3)消化器症状(2週以上持続する吐き気,嘔吐,下痢,食欲不振),(4)身体機能(制限のある労働,歩行可能,寝たきり),(5)疾患と

代謝上のストレスの程度(4段階評価), (6)身体所見(皮下脂肪量, 筋肉量, 浮腫, 腹水を4段階評価)の6項目で小児でも参考になる.

- 2007年にはこのSGAを小児用に変更したsubjective global nutritional assessmentが, 有効なスクリーニングツールであるとする報告[3]がみられるが広く普及するには至っていない.

❖ **身体計測値による評価**

① **Waterlowのリスク分類**
- 小児のスクリーニング法としてはWaterlow JCによるリスク分類(以下W分類)が多くの報告で用いられている(33頁参照).
- weight for heightとheight for ageを指標として用いる方法である[4].

② **小児で用いるその他の身体計測指標**
- weight for age
年齢別の標準体重に対する患児の体重で, grade 0:90%≦, grade 1:75%≦<90%, grade 2:60%≦<75%, grade 3:<60%とするGomez分類がある[5].
- Kaup指数とRohrer指数(34頁参照)
乳児ではKaup指数(体重÷身長^2:計算単位は異なるがBMIと同一), 学童ではRohrer指数(体重÷身長^3)がある. これらの指標は年齢により増加や減少の変化の傾向について一定の解釈ができないため, 小児期全体を通しての評価法として使用しにくい.

③ **W分類の結果と問題点**
- わが国での乳幼児のweight for height基準値は入手できず, 筆者らは余儀なく乳幼児身体発育調査値(厚生労働省)の性別年齢別の平均身長および平均体重をもとに, 身長別体重の仮の計算値を求め, また学童では学校保険統計調査報告書(文部科学省)の性別年齢別身長別体重データを用いて基準としている.
- 筆者らの施設ではW分類で軽度以上のリスク症例はおよそ30%, 中等度以上のリスク症例は10〜15%であり, 頻度的に

は従来の報告とほぼ同等である[6,7].
- 中等度以上を二次スクリーニング対象例として抽出している. しかしW分類は低タンパク血症の分布とは一致せず, 主にmarasmusの状態を抽出しているように思われる.
- すなわち, 低アルブミン血症の症例がW分類で正常または軽度のリスクに分類されることは少なくなく, この分類のみではリスク症例から脱落する可能性がある. これらの症例は急性疾患やネフローゼ症候群・ステロイド治療例が大半であり[6], その危険性は問診や身体所見によってある程度推測することが可能である.

❖ 筆者らの施設のスクリーニング法
- 当院ではW分類と4項目の問診および臨床所見((1)嘔吐・下痢の消化器症状, (2)浮腫, (3)急激な体重減少, (4)治療に伴う栄養状態の悪化の可能性)を一次スクリーニングとして病棟看護師が実施している. 一次で抽出された症例に対しては, 二次スクリーニングを行う.
- 二次スクリーニングではNST管理栄養士がベッドサイドを訪問し, 栄養診査と上腕三頭筋部皮下脂肪厚(triceps skinfold thickness:TSF)・上腕筋肉周囲長(arm muscle circumference:AMC)などの計測, 臨床検査のデータチェックを行い, 担当医, 担当看護師の意見を聴取する.
- 一次スクリーニングをパスした症例, 二次スクリーニングで担当医, 担当看護師が患児の栄養リスクを十分に認識し, 栄養治療方針が明確な場合にはNSTの介入はない. 二次スクリーニングで栄養治療方針が不明確な場合, あるいは方針に問題があると考えられる場合は, NST医師スタッフとともにNSTの介入を検討し決定している.
- なお担当医も参加した回診・症例検討会で病態と詳細なプランニングを討議し, NST管理栄養士が実施面からまとめ, 各職種の意見とともに担当医, 担当看護師に報告している.

C 問題点と対策

- スクリーニングでは微量元素やビタミンなど特殊な栄養欠乏

症などを含めたすべての栄養障害状態を検出することはできない．それらは的確な臨床判断と継続的なモニタリングを行うことでカバーすることが必要である．
- また病状の変化により新たに栄養上の問題が発生する可能性があり，スクリーニングをパスした患者も定期的に再スクリーニングを行うことが肝要である．

文献

1) Reilly HM, Martineau JK, Moran A et al：Nutritional screening-evaluation and implementation of a simple nutrition risk score. Clin Nutr 14：269-273, 1995.
2) Detsky AS, McLaughlin JR, Baker JP et al：What is subjective global assessment of nutritional status? J Parenter Enteral Nutr 11：8-13, 1987.
3) Secker DJ, Jeejeebhoy KN：Subjective global nutritional assessment for children. Am J Clin Nutr 85：1083-1089. 2007.
4) Waterlow JC：Classification and definition of protein-calorie malnutrition. Br Med J 3：566-569, 1972.
5) Keane V：Assessment of groeth. In Nelson textbook of pediatrics 18/E, ed Kliegman RM et al, 2007, Saunders, Philadelphia, p70-74.
6) 長谷川史郎，和田尚宏，福本弘二ほか：こども病院におけるNST 活動の実際．小児外科 39：773-778, 2007.
7) Merritt RJ, Suskind RM：Nutritional survey of hospitalized pediatric patients. Am J Clin Nutr 32：1320-1325, 1979.

（長谷川史郎）

3 アセスメント

A 身体診察

- 小児の診察は，児と会話を形成し気を紛らわせながら，触診と同時に視診を進めるなどして素早く情報を集め，また児が嫌がるようなことは最後に行うようにするといい．
- 栄養障害を主訴に来院する患者は少なく，誤った養育方法や過度の食事制限などによるやせ，肥満などは栄養障害以外の主訴で訪れる患児のなかに発見されることが多い．
- 日常診療のなかで児の栄養状態まで含めた診察が重要となる．
- 体質性，食生活の異常による栄養障害と，器質的疾患を有する症候性のものとの鑑別が身体診察のポイントとなる．

❖ 全身状態
- 栄養状態の良否を全身状態で判断する際，以下のポイントに着目する．
  (1) 顔色が良いか．貧血はないか．
  (2) 皮下脂肪が発達しているか．皮膚は緊張しているか．
  (3) 筋肉に弾力があるか．
  (4) 腹部に弾力があるか．
  (5) 機嫌がよいか．元気があるか．
  (6) 食欲があるか．

❖ 局所所見
- 以下の項目を系統的に診察することで，症候性のやせ，肥満の鑑別を進める．

① 外表奇形
- 特異顔貌，乳房，外性器異常などの外表奇形は，やせ，肥満を呈する遺伝子異常を見つける手掛かりとなる．

② 頭頸部
- 眼窩の落ちくぼみや口唇・舌などの粘膜の乾燥は，脱水の徴候である．

- 慢性的なエネルギー不足があると，頬がこけ，顔面の皮膚の弾力も失われる．

③ 胸部・腹部
- やせの児では心尖部の拍動が視診で認められることがある．
- 貧血の程度が強いと収縮期雑音を聴取することがある．
- 慢性的なタンパク質摂取不足の児では腹部膨満，肝腫大が生じる．

④ 皮膚・爪
- capillary refilling time の延長は末梢循環不全の存在を示唆する．
- 皮膚ツルゴールの低下は，急性期には脱水徴候として扱われるが，慢性的な低栄養状態でも皮下組織量が減少して生じる．
- 慢性難治性湿疹も亜鉛や銅などの微量元素，特定のビタミンの欠乏などの随伴症状であることがある．
- 重症のアトピー性皮膚炎患児では栄養障害を合併していることもある．

⑤ 毛髪
- 太さ，色素量，密生度などが毛髪の所見として重要である．
- 毛髪の清潔度で児の生活環境の推測が可能である．

⑥ 意識状態，精神状態
- 精神運動発達障害は器質的疾患の存在を示唆する．
- エネルギー不足，特にタンパク質摂取不足などで身体所見に先行して集中力の欠如や気力低下，傾眠，無表情などの精神症状が出現することがある．

⑦ その他
- 服装の清潔度や外傷・あざの有無なども，異常な養育環境（虐待，ネグレクトなど）を発見するきっかけになる．

❖ 哺乳・摂食行動
- 身体所見のほかに，栄養障害を疑った際には，児あるいは家族の食生活を微細に問診，観察することが原因検索の大きな手掛かりになる．
- 食事中の児の態度（落ち着きがない，口を開けない，など）．
- 食事中の母親の態度（せかす，無理に食事を押し込む，など）．
- 食事の内容（児の摂食機能に見合っているか，内容に偏りが

ないか，など）．
- 児の咀嚼，嚥下の様子．

❖ やせ
- やせの原因には大きく分けて症候性やせと体質性やせとがある．
- 症候性やせとは，健康障害，成長障害を伴うものであり，前述した身体所見に異常を認める．
- 体質性やせとは，種々の診察，検査により症候性やせが否定された際の診断となるが，上記の身体所見などの異常所見を認めない，成長速度異常のないやせのことである．

❖ 肥満
- 肥満は，症候性肥満と単純性肥満に分けられ，症候性肥満を見落とさないことが診察のポイントになる．
- 肥満児は一般に高身長で骨年齢が高く思春期発来も若干早い傾向にある．
- 成長率が正常あるいは増加を示す肥満はほとんどが単純性肥満であり，成長率が低下している肥満の原因に多くの内分泌疾患，遺伝子・染色体異常が含まれる．

❖ 特殊な栄養不良
- タンパク質・エネルギー栄養障害（protein-energy malnutrition：PEM）

① **マラスムス（消耗症）**
- 摂取エネルギーが不足した状態．体重増加不良，皮下脂肪量の低下をきたす．皮膚の弾力低下のため見た目はしわだらけになる．

② **クワシオルコル**
- エネルギーは足りているのにタンパク質摂取量が不足している状態．脂肪量は正常だが筋肉量が低下し，毛髪の変色やペラグラ様の皮疹，全身の浮腫，食欲不振，下痢などの症状をきたす．身体症状に先行して無気力，嗜眠などの精神症状が出現することがある．

（大川夏紀，清水俊明）

B 身体計測の実際と評価法

❖ 身体計測
- 身長・体重測定
- 頭囲測定：頭囲は後頭結節と前頭結節を通る最大周径を計る．
- 身長・体重比（% weight for height）：本人の身長が標準身長となる年齢の標準体重に対する本人の体重比で表す（図1）．

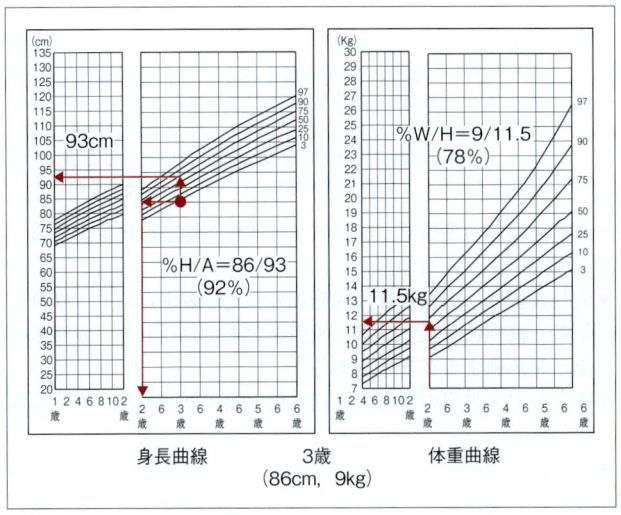

図1 %H/A・%W/H の測定方法

- 年齢・身長比（% height for age）：同年齢層の標準身長に対する本人の身長比で表す（図1）．
- 上腕三頭筋部皮下脂肪厚（triceps skinfold thickness：TSF）：利き腕でない側の上腕骨中点で上腕背部三頭筋部の皮下脂肪厚を測定する（図2）．
- 上腕周囲長（arm circumference：AC）：利き腕でない側の上腕骨中点での上腕周囲長をインサーテープなどで測定する（図2）．

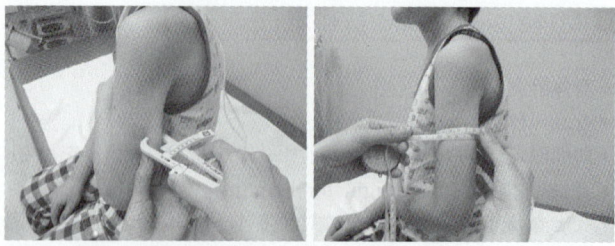

図2 上腕三頭筋部皮下脂肪厚・上腕周囲長測定

> 上腕三頭筋部皮下脂肪厚測定方法および評価方法：
> 上腕背側の上腕三頭筋部皮下脂肪厚で，立位または座位で利き腕の反対側を下垂させ，肩甲骨肩峰突起と尺骨肘頭突起間の中間点から2cm上方の皮下脂肪厚を測定する．検者は左の拇指と示指で同部をつまみキャリパーで3回測定し，その平均値で表す（図2）．また，日本人の新身体計測基準値JARD2001に準じた小児の基準値をもとに，その基準値に対するパーセントで評価する．

❖ 成長曲線，各種指標，小児における皮下脂肪厚測定の意義
① 成長曲線（236頁参照）
- 成長曲線は，小児の身体的発達の程度を表すために，横軸に年齢，縦軸に身長，体重，頭囲などをプロットし，成長障害などを評価するグラフである．
- 成長曲線の表現の仕方には標準偏差曲線とパーセンタイル曲線がある．
- 標準偏差曲線は，データが正規分布をしていると仮定して作成する成長曲線で，平均値を年齢ごとにプロットした曲線以外に±1SD，±2SDに対応する5本の曲線で表す．
- パーセンタイル曲線は，データの分布に関係なく，100人を基準として本人が何番目にいるかがわかるグラフである．
- 3％，10％，25％，50％，75％，90％，97％の7本で描く．
- パーセンタイル曲線上で50％の点は，これよりも下の値をとる人が50％いるということを示す．

② 身長・体重比（％ weight for height）
- 比較的短期間のいわゆる急性低栄養（wasting，るい痩）を評価する．

③ 年齢・身長比（％ height for age）
- 慢性低栄養（stunting，成長発育障害）を評価する．

④ Waterlow 分類（図 3）
- % weight for height，% height for age の値を二次元的に評価し，栄養状態を評価する．
- 正常，慢性低栄養，急性低栄養，慢性および急性の混合型低栄養として表した．

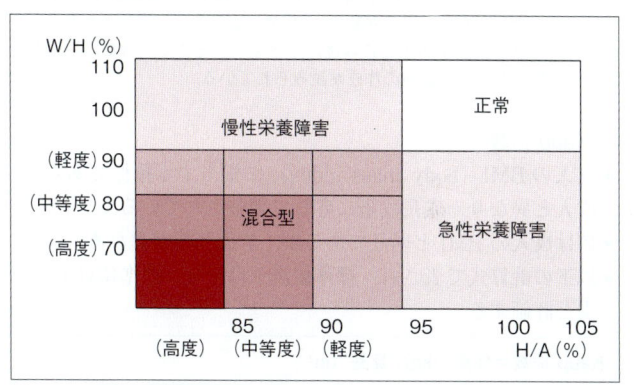

図 3　Waterlow 分類
(Waterlow JC：Br Med J 3：566-569, 1972 より引用・改変)

⑤ **上腕三頭筋部皮下脂肪厚**（triceps skinfold thickness：TSF）
- 体脂肪量の変化，エネルギー蓄積量の変化を評価するのに有用である．

⑥ **上腕筋肉周囲長**（arm muscle circumference：AMC）
- 腕の断面を円とみなし，骨の太さを一定と考えた場合の皮下脂肪を除いた筋肉周囲の長さである．
- AC を測定した部分での上腕筋周囲長を以下の計算式で求める．

$$\text{AMC (cm)} = \text{AC} - 0.314 \times \text{TSF}$$

⑦ **上腕筋周囲面積**（arm muscle area：AMA）
- AC を測定した部分での上腕筋周囲面積の理論値で，以下の計算式で求める．

$$\text{AMA (cm}^2\text{)} = (\text{AC} - 0.314 \times \text{TSF})^2 / 4$$

- 筋蛋白の消耗程度を評価するのに有用であり，AMA は AMC よりも正確に筋肉量を反映するといわれている．

> **Memo** 身体計測値の基準値として，日本人栄養アセスメント研究会の身体計測基準値検討委員会によって，「日本人の新身体計測基準値（Japanese anthropometric reference data：JARD2001）」が出された．ただし，この対象は，18歳以上であり，成長とともに大きく値が変動する小児には適応できない．そこで，新たに小児を対象とした，基準値の作成が試みられている．

⑧ Kaup 指数
- 成人の BMI（body mass index）に相当する指標であるが，成人と異なり，成長段階に応じて調整されている．
- 値は成人の BMI と同じであるが，評価基準が異なる．
- 以下の計算式で表され，標準値以下はやせ　標準値以上は肥満と評価する．

Kaup 指数＝体重（kg）/身長（m）^{2}

年齢	標準値
3ヵ月～1歳	16～18
1～2歳	15～17
3～5歳	14.5～16.5
学童期	18～22

⑨ Rohrer 指数
- Rohrer 指数は学童期の肥満度を評価するのに用いられ，以下の計算式で表される．

Rohrer 指数＝（体重（kg）/身長（cm）^{3}）×10^7

100 以下	やせすぎ
101～115	やせ気味
116～144	標準
145～159	太り気味
160 以上	太りすぎ

2. 小児栄養ケアの実際

❖ 低出生体重児卒業生や遺伝子疾患が背景にある場合の身体計測値の読み方

- 新生児は出生後に多少の体重減少がみられるが，早産時は満期産児よりも細胞外液が多いまま出生する．
- 満期産児よりも体重減少が大きい傾向にある．
- 新生児の出生体重は，生後2〜3週間で回復する必要がある

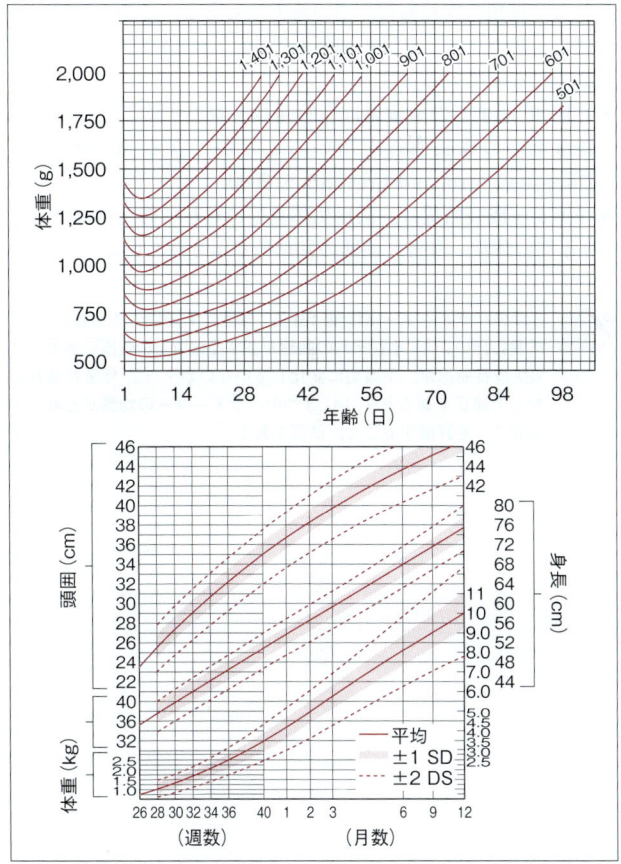

図4 低出生体重児の成長曲線
(Ehrenkranz RA et al：Pediatrics 104：283, 1999. Babson SG, Benda GI：J Pediatr 89：814, 1976 より引用・改変)

が，低出生体重児や重症の疾患を有する場合は回復するのに時間がかかるので，従来の成長曲線は適応できない．

❖ 成長曲線

- エレンクランツ成長曲線は，出生体重 501〜1,500g の生後 98 日間までの実成長曲線である（図4）．
- 体重のみでなく身長や頭囲も重要なパラメーターであり，これら3種類の成長曲線を用いる方法もある．このグラフでは修正年齢で生後1年間の成長曲線を1つのグラフ上で描けるようになっている（図4）．
- 在胎40週までの早産児は在胎週数を調整することにより生後3年間の成長曲線を用いることができる（Centers for Disease Control and Prevention, 2000）．
- キャシー成長曲線は，低出生体重児に対して修正年齢で生後3年間の体重，身長，頭囲の基準値が示されている．

> **Memo** 3つのパラメーター（体重，身長，頭囲）を評価する必要がある．成長に伴い，(1) それぞれの曲線が基準曲線以上の位置にあるか？ (2) 成長曲線が，不適切に変化していないか？ (3) 体重が身長に対して適正であるか？ (4) 3つのパラメーターの均整がとれているか？ を評価することが重要である．

（土岐　彰）

C 検査

単項目のみで判断せずに数項目を組み合わせる．また，むやみに多くの検査を行うのではなく，必要なときに必要な項目を．

長期の経管栄養など，通常の食事を採れない状態が長い場合には，特に微量元素（金属）などの欠乏に注意する．

❖ **栄養にかかわる血液・生化学検査など**
- 栄養にかかわる血液・生化学検査などを一覧表で示す（表1）．

表1　血液・生化学等検査

検査項目		解説
蛋白関連	血清総蛋白アルブミン	（低値）吸収不良症候群など 3.0g/dL以下でタンパク質エネルギー栄養障害（PEM）
	レチノール結合蛋白（RBP）	（低値）栄養不良・炎症性疾患・肝細胞障害・甲状腺機能亢進症・ビタミンA欠乏症 （高値）腎不全 リアルタイムでの栄養状態を反映　[半減期0.4～0.7日]
	トランスサイレチン（TTR）	（低値）栄養不良・炎症性疾患・肝細胞障害 （高値）腎不全・甲状腺機能亢進症　[半減期2日]
	トランスフェリン（Tf）	（低値）栄養不良・炎症性疾患・肝細胞障害 （高値）鉄欠乏性貧血　[半減期7～10日]
脂質関連	総コレステロール	（低値）吸収不良症候群など
	中性脂肪（TG）	30mg/dL以下でエネルギー不良
電解質	ナトリウム カリウム クロール カルシウム リン マグネシウム	欠乏症状として めまい・嘔吐 全身倦怠感 嘔吐 痙攣・下痢 知覚異常・振戦・興奮 痙攣・食欲不振・不整脈
糖関連	血糖	（低値）栄養不良
免疫関連	末梢血総リンパ球数	（低値）栄養不良
血液検査	ヘモグロビン値	10g/dL以下で貧血

検査項目		解説
その他	コリンエステラーゼ	(低値) 栄養不良 (高値) 栄養過多
	ケトン体	飢餓状態で高値
	末梢血総リンパ球数	[白血球数×%リンパ球÷100] 栄養不良で低下
	血液ガス分析	pO₂ pCO₂ HCO₃ BE による体内電解質などの把握
	尿一般検査	pH 蛋白 糖 電解質 ケトン体による栄養評価
	尿素窒素 (尿)	1日蓄尿して尿中量を測定 [尿中総窒素量＝尿中尿素窒素＋1g] (1gは小児において汗や便または尿中尿素窒素以外で尿中に排泄される分として計算)
	窒素平衡 (尿)	[(タンパク質・アミノ酸総投与量/6.25) －尿中総窒素量] 低値の場合飢餓状態によるタンパク質不足の可能性
	便検査	潜血 蛋白 糖 脂質による栄養評価
	間接熱量計	リアルタイムにエネルギー消費を測定

One Point: RTP (rapid turnover protein) について

レチノール結合蛋白 (RBP), トランスサイレチン (プレアルブミン) (TTR), トランスフェリン (Tf) はアルブミンに比べ半減期が短く, 血管外のプールも少ない. 迅速な栄養アセスメントタンパク質として注目されている.

レチノール結合蛋白 (RBP)	肝で合成される分子量2.2万, 半減期16時間の蛋白. 血中でレチノール (ビタミンA) と結合し標的臓器に運搬する機能をもつ. 血中の半減期が短く, また血漿中量はレチノール量に依存しているので, 栄養状態変動を感度よく表している. 肝胆道系疾患では合成量が減少し, 腎疾患では糸球体濾過機能の影響を受けて血漿中量が増加することから, これらの病態把握にも利用できる. 栄養の指標として用いる場合には疾患の有無も考慮し測定値を判断する必要がある.
トランスサイレチン (TTR)	肝で合成される分子量5.5万, 半減期2日の蛋白. 肝での蛋白合成能をよく反映している. 電気泳動法でアルブミンより陽極側に泳動されることから, プレアルブミンともよばれている. 血中ではサイロキシン (T4) の一部と結合し, これを輸送している. また血中においてレチノール結合蛋白が結合し, この複合体にレチノールが結合していることから分子量が大きくなり, 腎からこれら蛋白の漏出を防いでいる. 血漿中量は肝機能や腎機能の影響を受けるので, レチノール結合蛋白同様に栄養評価には疾患の有無を考慮する必要がある.

| トランスフェリン (Tf) | 肝で合成される分子量 8 万，半減期 7 日の蛋白．血中において鉄イオンの運搬に関与している一方，重篤な栄養障害で減少するので有用性は高いとされる．鉄欠乏で増加するなど，鉄代謝の影響が大きく，また炎症や肝疾患の影響を受けるので，他の検査結果や臨床症状に注意をする必要がある． |

Pitfall

血清アルブミンの測定は栄養不良の発見や予後を反映する検査として優れているが，栄養管理の適切さを判断する指標としては必ずしも適しているわけではない．アルブミンは半減期が長く（21 日），栄養状態の短期的な変化は反映されにくい．また，肝疾患，腎疾患の影響を受けやすく，炎症性疾患でも低値となるので，栄養指標として用いるときには，他の検査データや臨床症状に注意する必要がある．

One Point

亜鉛と褥瘡

血液に多い鉄に対し，亜鉛は細胞内において最も多い微量元素であり欠乏すると褥瘡などのさまざまな異常を生じる．亜鉛は体内で 50 種類以上の蛋白質代謝酵素の成分として関与していて，不足するとこれらの酵素も不足し，体内で蛋白質がつくられなくなる．皮膚は主に蛋白質でできているので，亜鉛不足は褥瘡などの皮膚障害を起こし治療遅延をきたす．また亜鉛は味覚障害にも関係があり，不足すると味覚が低下し食欲も低下する．食べないと栄養状態がさらに悪化し，皮膚も弱くなり褥瘡ができて悪化する．つまり，亜鉛不足→味覚障害→食欲減退→さらなる亜鉛不足→皮膚障害といった悪い連鎖となってしまう．

Memo

血清亜鉛値には日内変動があり，朝に比べて夕方が低く 15 μg/dL ほど低値となるので注意する．

（御幡雅人）

❖ 間接熱量測定

- 消費エネルギーを正確に予測するのは難しい．しかし実際に産生・消費しているエネルギーを測定することはできる．エネルギーを産生するときには，酸素（O_2）を取り込んで二酸化炭素（CO_2）を出している．そこで，呼吸しているガスの O_2 と CO_2 の濃度を測定して，消費エネルギーを計算するのである．これを，間接熱量測定という．

- 安静な状態（できれば測定30分以上前から）で，絶食（測定2時間以上前から，できれば一晩だが難しい．持続投与している場合にはその条件を記録しておく）で，患者の口と鼻をマスクで覆って呼吸しているガスの測定を行い，コンピュータで安静時エネルギー消費量（resting energy expenditure：REE）と呼吸商（respiratory quotient：RQ）を計算する．

REE（kcal/日）＝1.44（3.9×O_2 消費量（L）＋CO_2 産生量（L））
RQ＝CO_2 産生量（L）/O_2 消費量（L）

- 実際に投与するエネルギー量は，REE に活動係数をかけて算出する．

> **Memo**
> RQ により，患者が三大栄養素の主に何を消費しているかが推定できる．糖質代謝では RQ＝1，脂質代謝では RQ＝0.7 となる．タンパク質代謝では RQ＝0.8 程度である．O_2 1分子を消費したときの CO_2 産生量は，糖質では1，脂質では0.7 だからである．つまり脂質代謝のほうがエコということである．呼吸不全の患者に脂質を多く投与することで CO_2 産生を抑える場合がある．

> **Pitfall**
> マスクを当てて安静にできないと測定値が安定せず，正確な測定ができない．測定値が安定しているかどうかをモニターで確認すること．また，呼吸量が少なく装置の測定部に十分に到達できない場合や，酸素投与中の患者も測定が正確ではない．

（高増哲也）

D 栄養・食事摂取量評価

- 1日の平均栄養摂取量を測定することは，患者の状態を判断するための臨床的手段として非常に重要である．
- 食物摂取量が栄養必要量を満たしていない場合には，栄養障害を判定できる．
- 栄養摂取量が増加傾向にあるか減少傾向にあるかにより，病気からの回復速度，病気の進行状況，栄養補給の必要性を予想できる．
- 肥満，糖尿病，腎疾患，先天性代謝異常症などの食事・生活指導を行ううえでも欠かせない．
- 身体測定と栄養量評価との間に補足的関係がある．

表2 食事摂取量を評価する場面と評価方法・特徴

	評価方法	評価の特徴
過去の食事（食歴）	管理栄養士が面接し，日常の食事様式，頻度，摂取量，調理法など日常に摂取する食品や摂取量を評価する（**食事歴法**）．	● 日常の食事様式と詳細な食物摂取評価ができる． ● 面接者が熟練していることが必要．
入院中の食事	看護師が下膳時に残食量から，主食と副食（または全体）の**喫食率**を判定する．	● 食欲の有無・変動や提供食種の適切性の判定に使用できる．
		● 喫食率は評価者による誤差が生じ，正確な栄養量の判定に適さない． ● 補食や持ち込み食などの摂取量がうまく反映されない．
	栄養士が料理ごとに摂取量を評価し，喫食者や介護者からの聞き取りと併せて摂取栄養量を算出する．	● 正確な摂取量を算出できる． ● 患者の人数に制限があり，長期間の調査は難しい．
家庭での食事（現在）	管理栄養士が面接し，24時間以内に摂取した食事のメニュー，食材，重量を聞きとる（**24時間思い出し法**）．	● 回答者の負担が少なく回答者は直前の食事の大半を思い出すことができる． ● 1回のみのデータでは正確性が低いが，さらに詳細な評価が必要かどうか判断できる．

評価方法	評価の特徴
数日間に摂取した食物や飲み物とその量を秤で計測して記録する（**食事記録法〔秤量法〕**）．	・食物摂取量が量的に正確 ・記録の負担が大きく，それが食生活を変化させてしまうことがある．
特定期間中の各食品の摂取頻度と摂取量をたずねる（**半定量食物摂取頻度調査法**）．	・過去の食事情報と最近の食事変化をチェックできる ・データ収集・処理と回答者の負担が少ない． ・正確性がやや劣る．

【面接により聞きとる項目とポイント】

〔乳児〕
- ミルクの種類・濃度・調製方法・摂取量
- 離乳食の回数・内容・量

〔幼児・学童〕
- 食事の回数（時間）と内容
- 間食の回数（時間）と内容
- 飲料の種類と量
- 外食や中食の利用状況
- 給食の摂取状況
- 健康食品やサプリメント

〔ポイント〕
- 食品群リーフレット，フードモデル（食品模型）や幼児茶碗があると聞きとりやすい．
- 保護者の食事に対する独特の主義・思想（菜食主義・極端な自然食志向）や無関心が子どもの栄養状態に影響する場合は，保護者の食生活を聞くことが参考になる．
- 食事量を把握したうえで経腸栄養や静脈栄養と併せて評価する．

> Pitfall
>
> 潜在的な栄養不足は摂量評価だけでは特定できない．病歴・病態と栄養摂取を関連させて栄養欠乏・過剰を引き起こす機序を特定することが重要である．

（深津章子）

4 栄養プランニング

A 栄養投与量の決め方

❖ 栄養プランニングの意義
- なんらかの栄養欠乏状態がある場合，通常の食事では栄養必要量を補給できない場合，あるいは栄養学的補助が病態の経過に良好な影響をもたらすと予測される場合，栄養は医学的な治療手段あるいは補助治療手段となる．
- 各症例に合わせた適切な栄養管理が必要であり，その目標値の設定と目標値の達成手段など，栄養治療の枠組みが栄養投与計画（nutritional planning）である．
- 必要な臨床の情報を得て，できるかぎり論理的に投与必要量を算出する．
- 算出値は基礎代謝量や侵襲度など病態を考慮した理論値であるが，個人に即した十分な精度とは言い難い．
- したがって算出した投与必要量は，各症例の治療に対する反応をみながら修正することが大切である．
- 栄養計画は，タンパク質・エネルギー栄養障害（protein-energy malnutrition：PEM）（30頁参照）に対する主要栄養素の補給が主要な課題となることが多いが，微量元素やビタミンの補給，あるいは食物繊維，特殊補助食品，薬剤などが問題となることも決して少なくない．

❖ 栄養投与量達成の計画手順
- 原疾患の病態把握とともに，原疾患の治療方針，すでにある栄養障害と脱水状況の評価，現在進行中の栄養摂取状況の評価，下痢・嘔吐の消化器症状，代謝亢進をきたす病態，食物アレルギー，使用可能な栄養投与ルートの確認を行う．
- 患児の年齢と，体格および病態に合わせ1日の栄養投与量を試算し，臨床的判断を加える．
- 順序としては，エネルギー必要量をまず決定し，その後タンパク質などの栄養素組成，必要に応じて詳細な栄養の構成要素を検討する．

- 投与ルートや投与方法（投与速度，投与間隔）を決定する．
- ルートの決定に伴い，実際の投与物を検討する．
- 実際の投与物，特にミルクや経腸栄養剤では組成の任意性がなく，濃度の変更，タンパク質や中鎖脂肪酸（medium chain triglyceride：MCT）（120頁参照）あるいは食物繊維など個々の栄養素を添加する，あるいはなんらかのサプリメントを併用するなどの調節となる．基本的な治療方針と一致する製品の組成か，許容範囲であるか確認し，必要に応じて添加物などの質と量を決定することになる．
- 開始時の濃度や量を設定する．
- 栄養の量や濃度の増加方法を考慮する．

❖ 栄養治療の到達目標の設定
- 栄養状態の到達目標（体重が維持できる，体重の適切な増加速度がみられる，体重が健康時と同等まで回復する，血清タンパク値などの血液異常データが回復傾向を示す，窒素バランスが＋になるなど）を設定する．

❖ 投与量の決め方
- 所要量，平均必要量，推奨量，目安量，目標量など種々の表現があり詳細は付録の食事摂取基準や成書を参照いただきたい．

① 必要水分量の決定
- 表1を参照．ただし，心不全，腎不全，脱水など，病態に合わせて増減が必要な場合がある．

② エネルギー投与量の決定
- 体重kg当たりのエネルギー必要量は乳児期に最も高く，加齢とともに漸減する．このエネルギー必要量の推定には多くの方法がある．

[基礎代謝基準値を基準に用いる算出法]
- 「日本人の食事摂取基準（2010）」[1]（以下「食事摂取基準2010」とす

表1 必要水分量

	必要水分量 mL/kg/日
生後3日	80〜100
10日	125〜150
3ヵ月	140〜160
6ヵ月	130〜155
9ヵ月	125〜145
1歳	120〜135
2歳	115〜125
4歳	100〜110
6歳	90〜100
10歳	70〜85
14歳	50〜60
18歳	40〜50
成人	30〜40

る)の体重 kg 当たりの年齢別基礎代謝量基準値(本書付録 232 頁または原本 45 頁参照)および組織増加分のエネルギー基準値(本書付録 232 頁または原本 50 頁参照)を用い,下式により算出.

> **エネルギー必要量=年齢別体重 kg 当たりの基礎代謝量×生活活動係数×ストレス係数+成長に伴う組織増加分のエネルギー**

- 生活活動係数とストレス係数はエネルギー必要量を決める大きな要素である.食事摂取基準 2010 の係数では不十分で,筆者らは臨床に適応するため便宜上表 2 の係数を用いている[2].しかし,この係数も小児での妥当性は明らかではない.係数の使用に際してはこのことを十分に念頭に置くべきである.

表2 活動係数とストレス係数

活動因子	活動係数
寝たきり(意識低下状態)	1.0
寝たきり(覚醒状態)	1.1
ベッド上安静	1.2
ベッド外活動	1.3〜1.4
一般職業従事者	1.5〜1.7

ストレス因子	ストレス係数
飢餓状態	0.6〜0.9
術後(合併症なし)	1.0
小手術	1.2
中等度手術	1.2〜1.4
大手術	1.3〜1.5
長管骨骨折	1.1〜1.3
多発外傷	1.4
腹膜炎・敗血症	1.2〜1.4
重症感染症	1.5〜1.6
熱傷	1.2〜2.0
60%熱傷	2.0
発熱(1℃ごと)	プラス 0.1

表3 Holliday MA らの算出法[3]

体重	エネルギー算出法
0～10kg	100kcal/kg
10～20kg	1,000kcal+50kcal/kg for each kg over 10kg
20kg 以上	1,500kcal+20kcal/kg for each kg over 20kg

表4 推定エネルギー必要量（ASPEN ガイドライン 2001）[4]

年齢（歳）	エネルギー（kcal/kg/日）
0< ≦1	90～120
1< ≦7	75～90
7< ≦12	60～75
12< ≦18	30～60
18<	25～30

- このほか簡易法として表3, 4がある．いずれも健康状態での必要量の概算値と解釈でき，病的状態やストレスを加味する必要がある．

③ タンパク質投与量の決定

[食事性タンパク質必要量]

- 体重1kg当たりの必要タンパク質量は新生児期から乳児期早期に高く，その後急激に減少して生後1年では成人の必要量に近づく．近年では以前に比べ少なく設定されている．

ⓐ 食事摂取基準

- 第6次改訂「日本人の栄養所要量」（1999年）では新生児期から乳児期のタンパク質所要量は2.6～2.7g/kg/日とされ，諸外国よりも高い設定であった．
- 2005年「日本人の食事摂取基準」に改訂されてからは乳児期に関しては推奨の表示はなく，目安量が提示されている．傾向としては以前よりも少なく見積られている．
- 幼児期以後については下記の式で求める．

> タンパク質推定平均必要量 g/kg 体重/日
> =（タンパク質維持必要量（F）÷利用効率（G））+（タンパク質蓄積量（D）÷蓄積効率（E））

推奨量＝推定平均必要量×1.25
年齢別の（D）（E）（F）（G）の各値については「日本人の食事摂取基準 2010」[1] 原本 66 頁参照

ⓑ ASPEN ガイドライン
- 小児のタンパク質必要量（g/kg/日）として ASPEN ガイドライン 2001 では，低出生体重児：3～4，満期産児：2～3，1～10 歳：1.0～1.2，思春期男子：0.9，思春期女子：0.8 とし，小児および思春期の重症病態では 1.5 としている[4]．

ⓒ FAO/WHO/UNC の基準
- 最も新しい FAO/WHO/UNU（2002 年）の報告は，食事性タンパク質必要量について，前回（1985 年）の報告は過剰見積りとして，1 ヵ月齢で平均必要量 1.14g/kg/日，95 パーセンタイルを安全域として推奨量 1.77g/kg/日，6 ヵ月齢で推奨量 1.14g/kg/日，2 歳で推奨量 0.97g/kg/日，以後成人の値に向かって非常にゆっくりと低下し，6 歳での推奨量は 0.85g/kg/日であると下方修正している．
- 乳児用粉ミルクでは 1.7g/100kcal のタンパク質を含むものとするように勧告している[5]．

[静脈栄養でのタンパク質投与量]
- 静脈栄養での窒素源はアミノ酸として投与される．上記のように食事性のタンパク質については，投与量の安全範囲にはある程度の幅があると考えられる．静脈栄養では血管内に直接投与されるため，少なくとも経腸投与での吸収効率分（一般に食事性タンパク質の利用効率は 0.66～0.91 の範囲内にあると考えられる）だけ過剰投与となる危険性があり，幼若児の静脈栄養に伴う重篤な肝障害の観点からもその投与の安全な範囲は狭いことが考えられる．
- また輸液用アミノ酸製剤の適切なアミノ酸組成や，投与物がファーストパスで肝をバイパスする静脈栄養での窒素の利用効率など，いまだ解明が十分でない点も少なくない．
- 多くの議論があるが，筆者らは新生児期でもアミノ酸投与量は 2g/kg/日以下にとどめている[6]．

④ 脂質投与量の決定
[食事性脂質必要量]
- 「食事摂取基準2010」では,各脂質の推定平均必要量,推奨量,耐容上限量を算定できる根拠がないとして,目安量と目標量の設定にとどめられている.
- 総エネルギー摂取量に占める割合すなわちエネルギー比率(%エネルギー:% E)で示され,男女差はなく0～5ヵ月の目安量50% E,6～11ヵ月の目安量40% E,1～29歳では目標量20以上30% E未満とされている.
- またn-6系脂肪酸目安量5% E,n-3系脂肪酸目安量1% E,飽和脂肪酸目標量(下限)5% Eが小児および成人での目標量下限に設定されている[1].

[静脈栄養での脂質投与]
- 現在わが国で使用できる静注用脂肪乳剤は,大豆油を元に作成されたn-6系必須脂肪酸のリノール酸を主体とした(リノール酸およびγリノレン酸を約60%含有)製剤である.
- アミノ酸や,グルコースに比べてエネルギー源としての利点は大きいが,代謝利用効率や,脂肪酸構成,植物性コレステロールであるphytosterolの害作用などの面から投与量を抑える方向にある.n-6必須脂肪酸欠乏症はエネルギー投与量の2% Eのリノール酸を投与することで防止できるとのことから,それを静脈栄養での最小投与量とするという考えもある.近年肝機能障害防止に関するn-3系を含む静注用脂肪乳剤の有用性も報告され[7],わが国でも導入が望まれる.

⑤ 炭水化物投与量の決定
[食事性摂取の基準]
- 「食事摂取基準2010」[1]では食事性の炭水化物についての食事摂取基準は十分な根拠はなく,小児および成人で目標量をおおむね50～70% E(ASPENガイドライン2001では乳児小児では40～50%[4])とし,乳児での策定はない.
- 乳児の炭水化物源はほとんど乳糖であり,一般の育児用ミルクでは通常乳糖が用いられる.
- 幼児期以後では通常摂取する炭水化物の大部分はデンプンで,その他少量の多糖類や二糖類である.
- 経腸栄養剤では,デンプンがある程度分解されたデキストリ

ンが炭水化物の中心で,マルトデキストリンやポリデキストロースを含む製品もある.
- 「食事摂取基準2010」で食物繊維は生理機能面から記述されているが,小児に関する明確な量的記述はない.米国では3〜20歳では摂取量の下限として年齢+5gが有効とされている[8]。

[静脈栄養での投与量]
- 投与速度はASPENガイドライン2001ではブドウ糖の投与速度については,6〜8g/kg/minで開始し,目標値の10〜14mg/kg/min(計算上57.6〜80.64kcal/kg/日)まで漸増するとされている[4].

⑥ ビタミンおよびミネラル
- 育児用調製粉乳と経腸栄養剤の差異:同一エネルギーで比較するとタンパク質,脂質,炭水化物の組成比率,主要電解質や脂溶性ビタミンの量に大きな差がある(図1)[9].
- わが国では,経腸栄養剤はエレンタールPおよび1.5kcal/mLの製品(リソース・ジュニア)を除き小児,特に乳児期を対象に組成された製品はなく,乳児期前半の症例に用いるには注意が必要である.

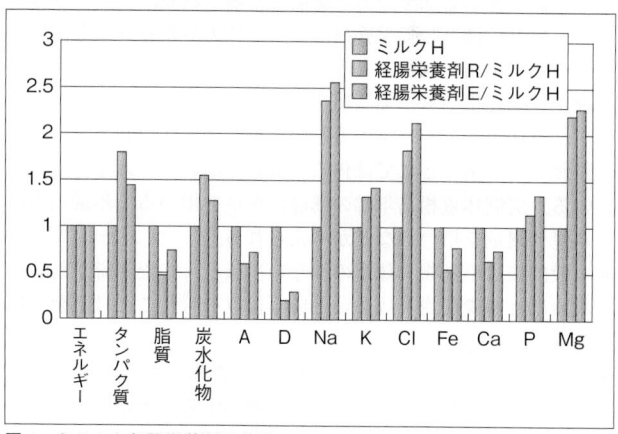

図1 ミルクと経腸栄養剤の差異
同一エネルギー当たりのミルク組成量を1としたときの経腸栄養剤との比較.

❖ 必要栄養量を増減させる状態

- エネルギーの項で述べた係数のほかに，小児では基礎代謝量については体温が1℃上昇ごとに13%，単純な外傷で20%，多発外傷で40%，熱傷で50～100%の増加，またタンパク質必要量（g/kg/日）では単純飢餓で1.0，待機手術で1.5，多発外傷で2.0，敗血症で2.5とする書籍[10]もあるが，設定根拠の原本が入手できず詳細は明らかでない．
- タンパク質については，ほとんどの経腸栄養剤が高タンパク質組成であり，臨床的には血中尿素窒素などの限られた指標でモニターし，過剰に注意する必要がある．

❖ 年齢別身体計測基準値と大きく異なった体格のときの栄養投与量の決め方

- 急性の栄養障害で問題となることは少ないが，慢性の栄養障害や，慢性の栄養障害に急性の変化が加わったときにしばしば問題になる．
- 慢性の重症消化器疾患，ある種の代謝性疾患，脳性麻痺などの神経疾患，先天性心疾患など，患児の実年齢での身体計測基準値が実測値を大きく下回ることも少なくない．また逆に基準値と極端な乖離のある肥満も経験される．このような場合，何を指標として栄養投与量，特にエネルギー量を決定することが適切か悩むところである．
- 理想体重を用いるか実測値を用いるかの論議があるが[11]，いずれを採用しても乖離の著しい症例では危険な判断ともなりかねない．指標としては体重実側値を用いる，理想体重を用いる，実測体重相当年齢の基礎代謝量を用いる，年齢相当の基礎代謝量を用いるなどが考えられる．
- 一般的には小動物（体重の少ない）ほど，また年齢が幼若であるほど基礎代謝量は多いという視点をもつことは必要であろう．
- 実際面では上記のいくつかの異なった指標で大枠のエネルギー必要量を算出し，症例ごとに考察することが大切で，幅のある試算値の範囲で，投与計画量がどのあたりに該当するかを十分に認識し，実施すること，さらに実施中はモニタリングして修正することが肝要と考える．

B 経口摂取，経腸栄養，静脈栄養の選び方

経口，経腸，静脈の詳細な選択基準は各項目を参照のこと．

❖ 経口・経腸栄養の必要性

① 消化液の利用

- 新生児乳児期の膵アミラーゼの活性は低く，成人の10%以下であり2歳頃になって初めて成人値に達する．
- 新生児乳児期の唾液腺アミラーゼも活性が低く成人の15～25%であるが，生後1年程度で成人値に達し，この時期の食事性デンプンの消化の主体である．小腸刷子縁のグルコアミラーゼ活性は成人の半分からほぼ同等程度に発達している．
- 脂質の消化に関与する膵リパーゼの活性もきわめて低く，胆汁酸プールも少ないが，舌リパーゼや胃リパーゼが代償している．
- したがってこれらの消化酵素の分泌を促し，利用するためにはできる限り経口栄養を用いたい．

② 新生児乳児期早期における経口投与の意義

- 吸啜反応や，嚥下反応を刺激し，口腔運動を活性化するためには可能な限り早期に，経口投与を開始し，栄養摂取に対する嫌悪行動（feeding aversion behavior）を予防するために短腸症候群でも4～6月齢で症例に応じた固形物を導入すべきであるといわれる．

③ 静脈栄養の問題点

- ラットの静脈栄養では小腸粘膜高の減少と，粘膜のタンパク質およびDNA含有量が減少することから，経腸的な栄養投与は粘膜の維持に重要な役割があると報告されている[13]．
- 多くの動物実験で，同様の絨毛萎縮や腸管壁厚の減少が示され，静脈栄養では小腸の粘膜萎縮をきたすというコンセプトは確立されている．
- ヒト臨床での消化管粘膜萎縮の報告は少なく，小児でしかも数ヵ月以上経口投与の全くないTPN（total parenteral nutrition）でのみみられるとする報告がある[14]程度にすぎない．しかし，このコンセプトは臨床的には広く受け入れられ，腸管のintegrityの維持改善のためには，できる限り消化管を使用することが推奨されている．

❖ 経腸栄養ルートの禁忌
- 経腸栄養では侵襲的なルート確保も一部にあるが，中心静脈栄養のルート確保はすべて侵襲的であり，敗血症などリスクの高い特有の合併症や重大な代謝合併症があり，また煩雑な管理や費用面の問題もある．
- 一般的には中心静脈栄養法に比べて経腸栄養の安全性は高く，利点も多い．
- 種々の経腸栄養アクセス機材や経腸栄養剤の発達により，経腸栄養法の適応は広くなり，禁忌と考えられる病態は，消化管穿孔，閉塞性イレウス，麻痺性イレウス，汎発性腹膜炎，消化管虚血，一部の消化管出血など限られたものになってきている．
- しかし，全体の治療方針に一致しない栄養投与ルートの選択は時に事故にも関連しうる．
- したがって栄養ルートの選択は，患者とその病態を十分に把握するとともに，担当医師や担当看護師とともに症例の総合的な治療方針のなかで検討する．

❖ 栄養ルート選択の基本的な考え方
- 経口摂取は消化吸収機能面でも精神面でも最も生理的であり，基本的には経口投与を第一に考慮する．
- 経口摂取に問題がある場合で，消化管が機能し，消化管の運動機能，消化吸収機能が部分的にでも使用できる場合は，適切な注入部位へのアクセスを考慮する．
- 消化管の使用が困難な場合，あるいは使用できるものの不十分な場合は静脈栄養を考慮する
- 静脈栄養を選択した場合は，常に経腸栄養の併用や移行を考慮する．
- 図2は ASPEN が提示している成人でのルート選択と栄養剤選択のアルゴリズムであるが[15]，幼児期以後でも適応可能と考えられる．可能な限り経腸栄養へ移行することが示されている．
- 新生児乳児期もこのアルゴリズムとほぼ同様の考え方が成り立つが，栄養剤の選択には，母乳，育児用ミルク，特殊ミルク，小児用経腸栄養剤，離乳食が加わる．
- 消化管機能の低下時に何を用いるかについては多くの議論が

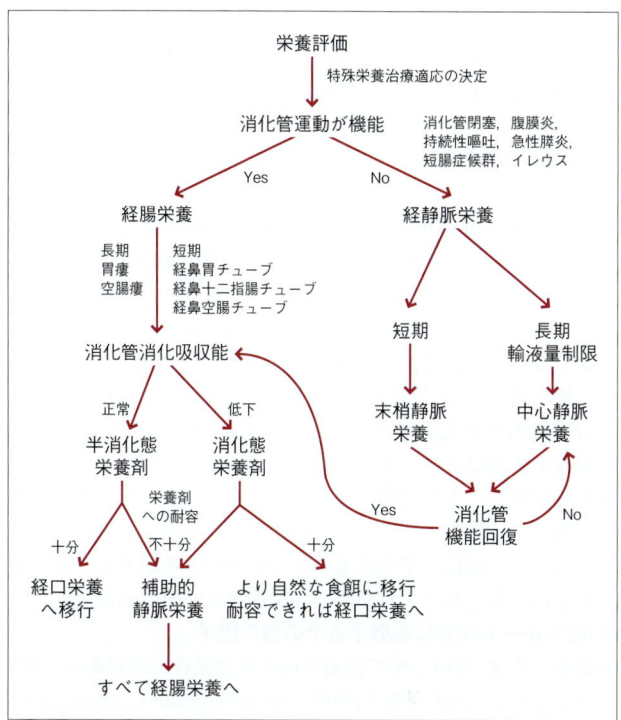

```
                    栄養評価
                       │
                       ↓ 特殊栄養治療適応の決定
                  消化管運動が機能
              Yes ↙         ↘ No     消化管閉塞, 腹膜炎,
                                     持続性嘔吐, 急性膵炎,
            経腸栄養          経静脈栄養   短腸症候群, イレウス

     長期    短期
     胃瘻    経鼻胃チューブ
     空腸瘻  経鼻十二指腸チューブ
            経鼻空腸チューブ
              ↓                    短期    長期
         消化管消化吸収能 ←                  輸液量制限
           ↙      ↘                 ↓         ↓
         正常     低下             末梢静脈    中心静脈
          ↓       ↓                 栄養       栄養
       半消化態  消化態                              ↑
       栄養剤   栄養剤        Yes     消化管        No
                栄養剤への耐容       機能回復
       ↓    ↙不十分  ↘十分
     十分
     経口栄養  補助的   より自然な食餌に移行
     へ移行   静脈栄養  耐容できれば経口栄養へ
                ↓
            すべて経腸栄養へ
```

図2 成人でのルート選択と栄養剤選択のアルゴリズム
(ASPEN Board of Directors: J Parenteral and Enteral Nutrition 17 Supple: 7SA 1993 より)

ある. 小腸広範囲切除例でも腸管の順応に対する母乳中の生理機能物質の役割に期待する考え方や, ペプチドの吸収性に期待する報告もあるが, それらのエビデンスの質は十分ではなく, 一定の見解を得るには至っていない.

- 新生児期小腸広範囲切除例では, 筆者らは入手可能であれば母乳を好んで用いるが, 現状では施設ごとの慣れた方法（投与に対する反応をある程度予測できる）を採用することがよいと考える.

① 投与期間とルート
[静脈栄養]
- 輸液の浸透圧が 600 mmOsm/L 以上では末梢静脈の静脈炎を

きたしやすく，10％濃度程度の糖電解質液の使用が上限であり，末梢静脈栄養では短期的で部分的な栄養補給になる．
- 栄養的に十分な補給を経静脈的に行う場合は，中心静脈カテーテルや peripherally inserted central catheter（PICC）の設置が必要である．

[経腸栄養]
- Committee on Nutrition of the European Society for Pediatric Gastroenterology, Hepatology, and Nutrition（ESPGHAN CoN）は，長期間の経腸栄養管理が予測される場合は一般に胃瘻や腸瘻が好まれるが，造設する適切なタイミングは明らかでなく，予測される栄養管理期間が4～6週以上は胃瘻や腸瘻を造設するひとつの適応基準としている[5]．わが国では胃瘻や腸瘻を造設する時期的な基準は明確にされておらず，施設や疾患によって大きく異なっていると思われる．
- 経腸栄養ルートの侵襲的な確保方法については，患者本人や家族の考え方も大切であり，粘稠度や粒子径などの面でルートによっては投与できるものとできないものがあること，合併症の差など利点欠点を十分に説明する必要がある．

② 投与ルート決定に影響するその他の因子
- 制がん療法・移植治療で出血傾向や易感染性の増強あるいは，消化管の GVHD（158頁参照）や thrombotic microangiopathy（TAM：血栓性微少血管症）が予測される症例では，ルートの十分な検討が必要である．
- 気管内挿管，人工呼吸下の栄養管理では経腸栄養の促進に難渋し，胃の減圧と，幽門後栄養法の併用などの工夫を必要とすることもある．
- 誤嚥の危険性が高い症例や，胃排泄機能低下症例，十二指腸の通過障害の予測される症例，術後早期経腸栄養計画例などでは幽門後栄養法が考慮される．
- 重症心身障害児などで，筋緊張が強く腹腔内圧の上昇が考えられる症例，または空気嚥下が異常に多い症例では，胃瘻造設後の漏れなどストーマ合併症が特に問題になることもある．
- 腸管広範囲切除・炎症性腸疾患・膵疾患などでは特異な対応が予測される．

（長谷川史郎）

C 投与経路別栄養法

❖ 食事（母乳，ミルク，離乳食，小児食）
① 母乳

- 子どもの急速な成長と発達に重要で十分なエネルギーと必須栄養素，感染防御物質，細胞，ホルモン，酵素，成長因子，未同定の多くの物質を含む．成分は時刻や母親の食事時間・内容，分娩後の時間などにより異なり一定ではない．
- 分泌の時期により初乳（分泌後3〜5日頃），移行乳（6〜10日頃），成熟乳（10日以降）に分類される．初乳は黄色を帯びた粘稠な液体で，特有の香りをもつ．成熟乳に比べてタンパク質やビタミンA，E，K，ミネラルが多く，脂質と炭水化物，エネルギーは少ない．特に感染防御作用をもつ分泌型免疫グロブリンA（IgA），ラクトフェリンなどを多く含む．
- 成熟乳の特徴
  (1) **タンパク質**：カゼインと乳清（アルブミン）に含まれ，その比率は4:6である．乳清には成長に関与する必須アミノ酸，感染防御因子など重要な成分が含まれる．アルブミンや人乳カゼインは，牛乳カゼインに比して胃内で凝固しにくい．含硫アミノ酸の一種であるタウリンが多く含まれ，乳児の脳の発達，脂質の消化吸収，神経伝達機能の調節などに働く．
  (2) **脂質**：主なエネルギー源であり（45〜55％E），脂質の大部分はトリグリセリド（中性脂肪）である．多価不飽和脂肪酸であるドコサヘキサエン酸（DHA）は母乳に多く含まれ，脳，神経，網膜などの機能に関与する．
  (3) **炭水化物**：炭水化物の大部分は乳糖であり，少量のオリゴ糖や糖タンパク質を含む．乳糖はカルシウムなどのミネラルの吸収を促進する作用があり，オリゴ糖は大腸でビフィズス菌を増殖させる．
  (4) **ミネラル・ビタミン**：母乳中のナトリウム，カリウム，塩素は牛乳に比べて少なく，乳児の未熟な腎への負担とならない．脂溶性ビタミンは母親の食事の影響を受け，ビタミンKは含量が極端に低い母乳がある．ビタミンDは十分摂取しても日光浴が不足すれば代謝されず欠乏す

ることがある.

表5 母乳, 調製粉乳, 牛乳の 100g 当たりの成分組成

	母乳[*1]	調製粉乳[*2]	フォローアップミルク[*3]	普通牛乳[*4]
エネルギー (kcal)	65	67.0	66.5	67
タンパク質 (g)	1.1	1.55	2.0	3.3
脂質 (g)	3.5	3.60	2.8	3.8
炭水化物 (g)	7.2	7.23	8.3	4.8
カルシウム (mg)	27	49	91	110
リン (mg)	14	27	56	93
鉄 (mg)	Tr	0.91	1.33	Tr
ナトリウム (mg)	15	18	28	41
カリウム (mg)	48	62	95	150

[*1] 成熟乳. 日本食品標準成分表 2010 による
[*2] 和光堂レーベンスミルクはいはい® 13%調乳液当たり
[*3] 和光堂レーベンスミルクぐんぐん® 14%調乳液当たり
[*4] 日本食品標準成分表 2010 による

母乳育児の利点

① 乳児に最適な成分組成で少ない代謝負担
② いつでも理想的な温度で新鮮な状態
③ 感染症の発症および重症度の低下
④ 肌の触れ合い, 目と目の相互の働きかけなどによる母子関係の良好な形成
⑤ 出産後の母体の回復の促進
⑥ 経済的
・母乳栄養は児のその後の健康へどう影響するか (対人工栄養) について, ① 肥満になるリスクが低い, ② 血圧がわずかに低い, ③ 2 型糖尿病の発症リスクが低いなどが報告されている.

[母乳の与え方]

- 乳児の生活リズムに合わせて, 欲しがるときに欲しがるだけ与える自律授乳とする.
- 母子に最適な抱き方で, 乳頭・乳輪を乳児の口に深く含ませる.
- 1 回の授乳時間は 10〜20 分程度. 最初の 5 分で全哺乳量の

1/2 を飲むとされる.
- 母乳分泌不足または母乳摂取不足（乳児側の問題）のサイン例
  ・体重の増えが悪い.
  ・不機嫌で眠りが浅い.
  ・排尿回数・量の減少，便秘

Memo 保存母乳
- 母親から乳児に直接母乳を与えられないときは，保存母乳を利用できる．保存母乳には搾乳してすぐ冷蔵保存した母乳と搾乳後すぐに冷凍した母乳（冷凍母乳）がある．
- 衛生管理には十分注意する．
  ・搾乳前には手を洗い清潔にし，消毒した搾乳器や容器（哺乳瓶や専用パック）を用いる．
  ・保存状態（温度，密閉度）に留意し，保存期間もできるだけ短くする．
  ・加温・解凍するときは40℃前後のぬるま湯または流水を使用する．

② ミルク
- 母親の感染症や薬の使用，乳児の状態，母乳の分泌状態，母子分離などにより母乳を与えられない場合に使用する．
- 多くは牛乳を主原料とするが，大豆を主原料としたものやアミノ酸などの成分を調製してつくられたミルクもある．

［ミルクの種類］
ⓐ 育児用ミルク
- 健常乳児に用いられる育児用ミルクは約13％標準濃度として母乳とほぼ近似した成分設計となっている．利用効率を考慮してタンパク質は母乳より多く，母乳にほとんど含まれない鉄は添加されている．
- 低出生体重児用ミルク，フォローアップミルク，ペプチドミルクが対象に応じて使用される．低出生体重児用ミルクはタンパク質，ミネラル，ビタミンを多く含み，脂質は少ない．

ⓑ 特殊ミルク
- 特殊ミルクは，①市販品目，②登録品目，③登録外品目，④医薬品目（薬価収載品）に分類され，各種疾患に対応した多種類のミルクがある．
- 成分の一部を調整したこれらミルクは病態や疾患にあわせて

使用され,患児の発育に不可欠である(228頁参照).医薬品の乳幼児用成分栄養剤がミルクの代わりに使用されることもある.

[与え方]
- 授乳を通して親子のスキンシップが図られるよう,しっかり抱き,乳児の顔を見て声かけを行いながら与える.
- 乳児にあった哺乳瓶や乳首(素材・形状・乳首と穴のサイズ)を選択する.
- 回数と量:自律授乳でよいが,過剰摂取を防ぐためにリズムをつくるようにする(表6).

表6 月齢別調乳量

月齢(月)	平均体重(kg)	1回の調乳量(mL)	1日の授乳回数(回)
〜1/2	3.2	80	7〜8
1/2〜1	3.9	120	6
1〜2	4.8	140	6
2〜3	5.8	200	5
3〜4	6.5	220	5
4〜5	7.1	220 ※220	4 ※1
5〜6	7.5	220 ※220	4 ※1
6〜9	7.9〜8.5	220 ※140	3 ※2
9〜12	8.7〜9.2	220 ※80	2 ※3

※ 離乳食を与えた後にミルクを与えるときの調乳量の目安とその回数.上表は平均値であり,乳児の発育状態や個人差によって異なる.

[調乳]
- 『乳児用調製粉乳の安全な調乳,保存及び取扱いに関するガイドライン(世界保健機関/国連食糧農業機関,2007年』に基づき調乳する.
- 調乳者は手指を清潔にし,哺乳瓶や哺乳器具を適切に洗浄,滅菌する.
- 調製粉乳に含まれる可能性のあるサカザキ菌感染予防のため,一度沸騰させたお湯を70℃以上に冷まして調乳に用いる.
- 調乳したミルクは2時間以内に飲む.
- 調乳水の加温やミルクの再加熱に電子レンジを使用しない.

2. 小児栄養ケアの実際

One Point
特殊ミルクや成分栄養剤(薬価収載品)で計量スプーンが添付されていない場合は,一般の調理で用いる計量スプーンを用いて調乳する.指導者が計量スプーン(小さじまたは大さじ)1杯当たりの粉の重量を計量し,調乳に必要な分量が計量スプーンで何杯に相当するかを示す.フェニルケトン尿症などで厳密な摂取量管理が必要な場合は特に慎重に計量する.

Memo
特殊ミルクの請求
- 年1回発行される情報誌『特殊ミルク情報』(恩賜財団母子愛育会)にはミルクの成分および適応疾患が掲載される.
- 主治医は「特殊ミルク供給申請書」に患者情報(ID,生年月日)と疾患名・特殊ミルクを必要とする病態生理学的理由およびその根拠を記載して申請する.ミルクは医療機関を通じて入院および外来患者へ提供される.
- 特殊ミルクの患者への窓口は主に栄養部門である.ミルクの開始時に患者に対し,ミルクの供給の仕組みや家庭での使用量の管理についての十分な教育を行うことが円滑な供給に不可欠である.
- 特殊ミルクと同じ成分のミルクが必要な疾患でも,適応疾患と定められていなければ供給を受けることができない.(例)胆道閉鎖症で使用できる特殊ミルク「必須脂肪酸強化MCTフォーミュラ」は乳び胸や肝機能異常には使用できない.その場合は市販品の同様のミルクを患者が購入する必要がある.

③ 離乳食
[離乳食の内容]
ⓐ 進め方
- 生後5~6ヵ月頃に,児の首のすわりや食物への興味等の発達を観察して開始する.
- 形ある食物をかみつぶすことができるようになり,エネルギーや栄養素の大部分が母乳または育児ミルク以外の食物からとれるようになった状態を離乳の完了(12~18ヵ月)とする.

ⓑ 食品の種類
- 離乳初期の摂取量の少ないときには単品で与えるが,ある程度の量に達すると1食ごとに栄養のバランスをとる必要があり,穀類,タンパク質食品,野菜など組み合わせに配慮する.
- 離乳期に繰り返し多種類の食品や味に慣れさせることで新しい味を受け入れることができるようになる.

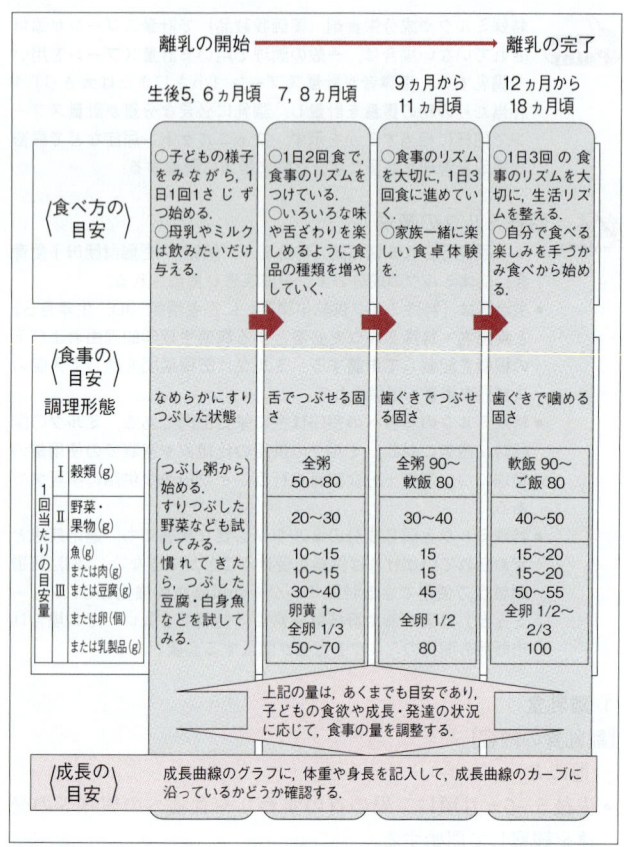

	離乳の開始 ──────────────→ 離乳の完了			
	生後5, 6ヵ月頃	7, 8ヵ月頃	9ヵ月から11ヵ月頃	12ヵ月から18ヵ月頃
食べ方の目安	○子どもの様子をみながら, 1日1回1さじずつ始める. ○母乳やミルクは飲みたいだけ与える.	○1日2回食で, 食事のリズムをつけている. ○いろいろな味や舌ざわりを楽しめるように食品の種類を増やしていく.	○食事のリズムを大切に, 1日3回食に進めていく. ○家族一緒に楽しい食卓体験を.	○1日3回の食事のリズムを大切に, 生活リズムを整える. ○自分で食べる楽しみを手づかみ食べから始める.
食事の目安 調理形態	なめらかにすりつぶした状態	舌でつぶせる固さ	歯ぐきでつぶせる固さ	歯ぐきで噛める固さ
1回当たりの目安量 Ⅰ 穀類(g)	(つぶし粥から始める. すりつぶした野菜なども試してみる. 慣れてきたら, つぶした豆腐・白身魚などを試してみる.)	全粥50～80	全粥90～軟飯80	軟飯90～ご飯80
Ⅱ 野菜・果物(g)		20～30	30～40	40～50
Ⅲ 魚(g) または肉(g) または豆腐(g) または卵(個) または乳製品(g)		10～15 10～15 30～40 卵黄1～全卵1/3 50～70	15 15 45 全卵1/2 80	15～20 15～20 50～55 全卵1/2～2/3 100

上記の量は, あくまでも目安であり, 子どもの食欲や成長・発達の状況に応じて, 食事の量を調整する.

成長の目安	成長曲線のグラフに, 体重や身長を記入して, 成長曲線のカーブに沿っているかどうか確認する.

図3 離乳の進め方の目安（授乳・離乳の支援ガイド, p.44 (2007) 厚生労働省）

ⓒ 調理形態
- 主食はつぶし粥から開始し, 完了期には軟飯・ご飯とする.
- 副食はなめらかにすりつぶしたペースト状の野菜・果物から始め, 漸次水分を少なくし粒を残す調理形態としていく. 離乳後期には粗くきざんだ野菜・果物やスプーンでつぶした芋類を, 完了期には8mm程度に角切りした野菜・果物を与える.

ⓓ 味
- 薄味で塩分量を少なく食品の味そのもののうま味を活かす（塩分濃度の目安 0.3〜0.5％）.
- 開始頃では調味料は必要ないが，離乳後期まで無味調理であると摂食意欲が低下することがあるため，離乳食の進行に伴って味覚を広げるようにする.

ⓔ 衛生と安全性
- 良質で新鮮な食品を使用し清潔に調理する.

ⓕ ベビーフード・電解質飲料・果汁
- ベビーフードは離乳食のメニューや食材選択の参考にできるが，全体に軟らかくできているため，手作りの際には少し固め，大きめに調理する.
- レバーを用いたベビーフードは不足しがちな鉄を補給するのに有用である.
- 通常の状態の水分補給は水・お茶とする．電解質飲料・果汁の与え過ぎは乳汁，離乳食嫌いや乳児虫歯の原因となる.

> **Memo 離乳の開始前に果汁を与える栄養学的意義は認められない**
> 生後3〜4ヵ月から果汁を与えるよう指導された時代があった．これは当時の育児用ミルクのビタミン含量が十分でなかったためといわれる．ミルクの栄養価が高まった今日では，果汁の摂取によってミルクの摂取量が減少する損失のほうが問題となり，低栄養や発育障害との関連が報告されている．スプーンを口に入れる訓練は，哺乳反射が減少・消失する離乳開始頃でよい.

[与え方]
- 子どもを励ましつつ，しかし強制しないよう気が散らないようにしながら，ゆっくりとむせないよう注意しながら与える．離乳後期以降には，摂食機能発達のため「手づかみ食べ」ができるよう配慮する.
- (1) 捕食，(2) 咀嚼，(3) 嚥下の口腔内機能的発達が得られているか，子どもの口の動きを見ながら，食形態（固さ・大きさ）や食品の種類が適切か観察する．この時期の発達が幼児期以降の摂食機能や食事行動の基礎となる.

食物アレルギーと離乳食

- 開始時期は 5, 6ヵ月とし, 医師に診断された制限食品以外は普通通りに始める.
- 食物は十分に加熱し, 少量から始める.
- 初めての食物は体調のよいときに, 特に心配な食品はできるだけ昼間に与える.

④ 小児食（幼児食）

ⓐ 基準
- 幼児の消化吸収・代謝機能は未熟であるが, 成長が著しく体重当たりの摂取栄養量が大きいため, 3回の食事以外の間食もあわせて1日に必要な栄養素と水分量を満たすようにする. 脂質エネルギー比率を 20〜30％とし必要エネルギーを確保する.
- 規則正しい食事時間のリズムを形成するよう努め, 各食の分量配分はおおむね朝：昼：夜：間食 = 2〜3：3：3：1〜2 とする.
- 毎食, 穀類, タンパク質食品, いも類, 野菜類, 油脂類など多種類の食品を組み合わせるようにする.

ⓑ 形態
- 1〜2歳は離乳期の延長であり摂食機能や消化吸収力が未熟であるため, 調理形態に配慮し, みじん切りやさいの目切りなど一口で食べやすい形にする. 肉類はひき肉やこま切れ肉を用いたり, ぱさつく魚はとろみをつけると食べやすい.
- 3歳以降は一般の家庭食とし, ある程度の硬さをもつ食品も取り入れていく.

ⓒ 味, 色彩, 盛りつけ
- 幅広い食品に慣れさせ味覚を養うが, 刺激の強い食品, 香辛料は避ける.
- 色彩や形によって食欲を刺激させることが多いので, 料理の素材や盛りつけ, 食器を工夫する.

間食の役割
① 3回の食事だけで確保できない水分と栄養必要量を補う
② 親子,兄弟姉妹,友人とのコミュニケーション
③ 食事とは異なる楽しい雰囲気の場として位置づけ,精神的発達や食べることへの興味をうながす

・間食には必要な栄養量を補給でき,かつ心理的に満足感を与える嗜好性のある食品が望ましい.
・間食の量は1日の摂取エネルギー量の10～20％とする.
・3度の食事に支障をきたさないよう時間を決めておく(1～2歳は午前午後各1回,3～5歳は午後1回が目安).

[摂食機能と食事行動]
- 1～2歳は摂食機能の基礎づくりの時期である.離乳食の延長であるため,食べやすい食事の形態(固さ,大きさ)を工夫する.離乳食に引き続き,摂食機能(捕食,咀嚼,嚥下)の発達段階のチェックを行う.不適切な食形態が食欲不振の原因となることもある.
- 3歳以上は大人の食事に近い形状でも上手に咀嚼して食べられるようになる.食べ物や味の好き嫌いがはっきりしてくるため,幅広い食品の活用,調理法の工夫が必要である.(1)箸や茶碗それぞれを手に持って食べる,(2)こぼさない,(3)自分一人で食べる,(4)よく噛んで食べるなどの食事行動の発達のチェックを行う.
- 食べすぎや食欲不振,偏食にならないよう生活習慣の形成,運動不足,情緒の安定に留意し,自立を尊重しながら正しい食習慣の形成に努める.

(深津章子)

❖ 経管栄養
① 投与経路の種類と選択
- 最初に試みるべき経路は経鼻胃管である．その後，状況に合わせて適切な経路を選択する（図4）．

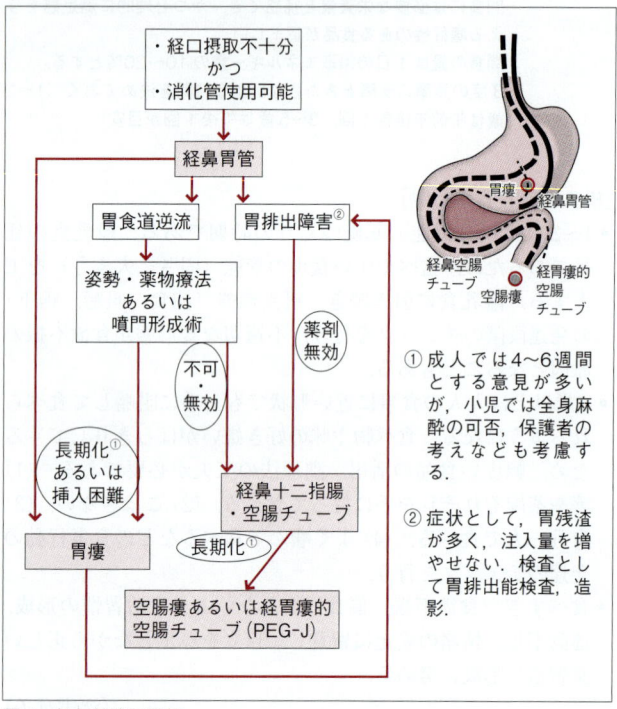

```
          ・経口摂取不十分
               かつ
          ・消化管使用可能
                ↓
           経鼻胃管
          ↓        ↓
     胃食道逆流   胃排出障害②
          ↓         │
     姿勢・薬物療法   │
       あるいは    薬剤
     噴門形成術    無効
      ↓   ↓       │
     不可・無効    │
      ↓          ↓
    長期化①    経鼻十二指腸
    あるいは   ・空腸チューブ
    挿入困難       │
      ↓       長期化①
     胃瘻         ↓
              空腸瘻あるいは経胃瘻的
              空腸チューブ（PEG-J）
```

① 成人では4〜6週間とする意見が多いが，小児では全身麻酔の可否，保護者の考えなども考慮する．

② 症状として，胃残渣が多く，注入量を増やせない．検査として胃排出能検査，造影．

図4 投与経路の選択

② チューブ挿入，留置法
[経鼻胃管（NGチューブ）]
- 誤挿入を防止することが非常に重要．気道内への薬剤，栄養剤誤投与などは致命的な医療事故となりうる．
- 送気聴診法による正診率は60%．
- 誤挿入を防止する方法として，CO_2センサーや吸引物のpHチェッカーが市販されているが，完全に誤挿入を防げるものではない．→原則的に，X線撮影による確認が必要．

2. 小児栄養ケアの実際

Pitfall　咳込は気道内誤挿入を示唆するが，重心児などでは必ずしも反射が出るわけではない．食道内留置も，特に変形の強い児の場合は聴診法だけでは防げない．

One Point　現実には在宅で介護者が入れ替えているケースも多いが，来院時に撮影してみると食道内留置になっていることを時々経験する．このような場合は胃挿入困難なことが多く，胃瘻の適応である．

- 挿入法（図5）
  (1) 小児では児ごとに長さの見積りが必要．鼻，耳介，剣状突起を結ぶ長さで概算する．
  (2) 顔面にほぼ垂直に挿入するのがコツ．嚥下に合わせ，少しずつ挿入する．

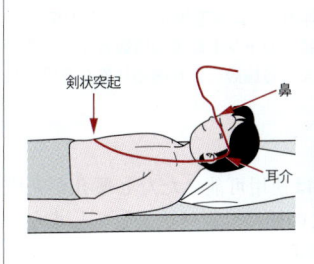

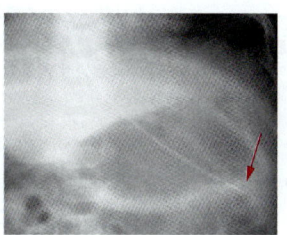

特に新生児で，X線撮影上の胃泡を越えてチューブが描出されることがある．放置すると胃穿孔の危険性があり，浅くすべきである．

図5　挿入法

[経鼻十二指腸・空腸チューブ（EDチューブ）]
- ガイドワイヤーを使い，X線透視下に挿入するのが確実で迅速．嘔吐による戻りがあるため，できるだけ空腸に留置する．
- 内視鏡での誘導も可能．
- ICUなどで透視室に移動不可能な場合，短い挿入とその戻りをみながら盲目的に進めていく方法もある．

> ガイドワイヤーは，イレウス管用のもの（日本シャーウッド製）がコシがあり，先端が柔らかく使いやすい．ガイドワイヤーにより胃が伸展されるときの苦痛が最も大きい．

[胃瘻]
- 術式：禁忌要件がなければ経皮内視鏡的胃瘻造設術（percutanous endoscopic gastrostomy：PEG），腹腔鏡の併用で解決可能な要件なら腹腔鏡補助下 PEG（laparoscopy-assisted PEG：LAPEG），LAPEG が不可能なら開腹法となる．
- PEG 禁忌：(1) 胃と腹壁の間に腸管・肝が介在する，(2) 側彎などで胃が肋弓より頭側にある，(3) 内視鏡不可能．上記 (1)(2) は術前の消化管造影で確認（<u>必ず側面像で確認</u>）し，該当する場合は LAPEG で対応可能．(3) の代表的疾患は先天性食道閉鎖症．

> 施設により禁忌となる要件の一つに脳室腹腔シャント（VP シャント）の存在がある．手術がシャント感染の原因となりうるからだがコンセンサスはなく，各施設により適応は異なるのが現状である．

- 術後：造設後 24 時間で胃瘻は使用可能．ただし瘻孔が完成するまで約 2 週を要する．この間に計画外抜去してしまうと再挿入は困難なので，防止が重要．
- 使用カテーテル：ボタン型，チューブ型に分けられ，各々にバルーン型，バンパー型がある（図 6）．
  小児の場合，手が届きにくいボタン型で，交換時の疼痛の少ないバルーン型が好まれる．細径は 12Fr から発売されている．
- 胃瘻カテーテル交換：ボタン型バルーンの場合，1～2ヵ月ごとの交換が一般的．交換料は内視鏡あるいは画像での確認がないと算定できない．

> 安全上の観点から内視鏡での確認が望まれ，収益上も有利．胃瘻カテーテルを通過するポータブル型細径内視鏡が市販されているが，カテーテルは 18Fr 以上が必要（メーカー推奨）．

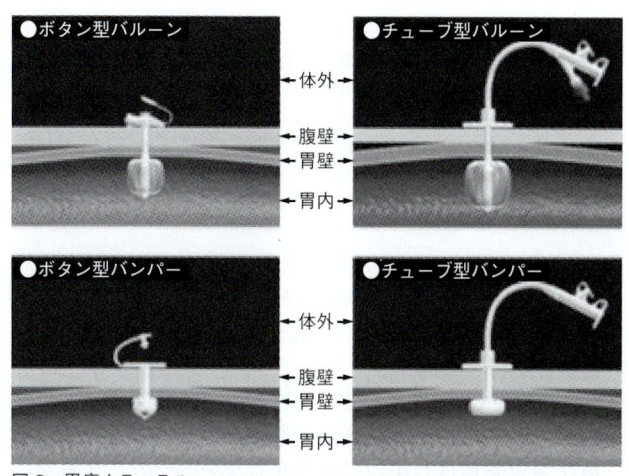

図6 胃瘻カテーテル
(PEG ドクターズネットワーク編：胃瘻（PEG）手術，PEG ドクターズネットワークより引用)

[空腸瘻]
- 小児では基本的に開腹で造設する．漏れた場合に胆汁や膵液による皮膚トラブルが著しいため，漿膜縫合によるトンネルを作成する Witzel 法（図7）を用いるか，穿刺キットを用いて漿膜下トンネルを作成する．

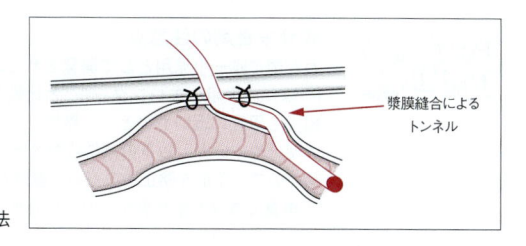

図7 Witzel 法

> 現在，腸瘻用として国内で使用できるカテーテルはバルーンのないチューブタイプしかなく，小児では事故抜去の危険がある．現状ではバルーン付きの他のカテーテル（尿路用など）を流用するしか方法はない．この際，バルーンによる腸閉塞の可能性があるため，バルーンの注水はごく少量にする．

経胃瘻的空腸チューブ

胃瘻はあるが，幽門機能障害やGERなどで胃瘻からの注入に難渋する場合に使用できる．胃内バルーン，胃の排液，空腸（十二指腸）注入用のトリプルルーメンになっている．体外部がボタン型の製品が2011年に発売され，小児用のサイズもある（GBジェジュナルボタン，富士システムズ）．胃吸引と空腸栄養が同時にできる利点がある．

③ 栄養剤の選択

- 乳児では母乳あるいは調製粉乳が基本．例外的に消化管吸収異常（短腸など）がある場合に成分栄養剤（エレンタールP®）を用いる．
- 離乳期以降では，半消化態栄養剤を用いる（ミルクから栄養剤への移行については190頁参照）．医薬品では小児用の半消化態栄養剤はわが国では存在しない．一方，食品ではNPC/N（201頁参照）を小児向けに200とした製品が市販されている（リソースジュニア®，アイソカルジュニア®）．
- 幼少児に成人用栄養剤を用いる際には，腎濃縮力の未熟性から必要水分量が多いため，1kcal/mLの成人用栄養剤のみでは水分不足となる．薄めて使うか，別に投与する．
- 各栄養剤については224頁参照．
- 栄養剤投与のみで不足する微量元素として，セレンが重要．テゾン®などによる補給が必要．

成分栄養剤の注意点

わが国で唯一小児用として開発されたエレンタールP®は，成人用のエレンタール®と比較してアミノ酸組成を母乳に近いものとし，脂質を添加している点で使いやすいが，以下の点に注意する．① 浸透圧が高いので，下痢を防止するため低濃度から開始する，② 微量元素含有量が少ないので補充が必要®

④ 投与方法とリスクマネジメント

- 投与速度：胃投与では嘔吐，下痢，頻拍，呼吸促迫などの症状がなければ投与速度を上げても構わない．つまり，上記の症状の有無が投与速度を規定する．十二指腸・空腸投与では

ポンプを使用し,通常 2mL/kg/hr で開始し,ダンピング症候群,下痢に注意する.

経腸栄養ポンプ(図8)
Memo
安全性,介護者の精神的負担の軽減など,メリットは多い.しかし「在宅成分栄養経管栄養法」(246頁参照)の下で行われる場合にポンプ加算となるため,成分栄養剤のみ処方されている場合に限って適用される.

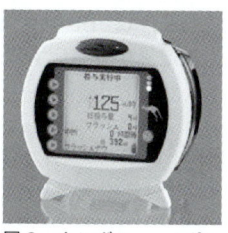

図8 カンガルー eポンプ®(Covidien)

- 温度:常温でよいが,下痢のときには加温する.

One Point
下痢防止の三要素は浸透圧(濃度),投与速度,温度.下痢の場合はまずこれらを調節して対応する.プロバイオティクス,食物繊維も有効.安易な止痢剤の投与は慎む.

- チューブ詰まり:栄養剤の凝固,薬剤の塊による詰まりが多く,内径の細い ED チューブで頻発する.

One Point
詰まりやすい薬剤として,パナルジン®,酸化マグネシウム,デパケン®,エクセグラン®,漢方薬など.対策としてフラッシュの励行,詰まりにくい薬剤への変更など.

Pitfall
10倍希釈酢酸水充填による管理が普及している.この際の注意点として,栄養剤が残った状態では逆に酢酸により凝固してしまう場合があること,すでにこびりついた栄養剤・薬剤には無効であることを知っておきたい.

- 胃瘻ボタンのバルーン破裂:時に経験する.原因は不明なことが多い.対策としてバルーン強化タイプのボタン(GBバルーン®など),バンパー型への切換え.

⑤ 合併症

[胃食道逆流症（gastroesophageal reflux：GER）]

- 人間が本来もっている逆流防止機構として，(1) 下部食道括約筋，(2) His 角がある（図9）．これらが不全の場合，胃食道逆流症を発症する．重心児に多い．

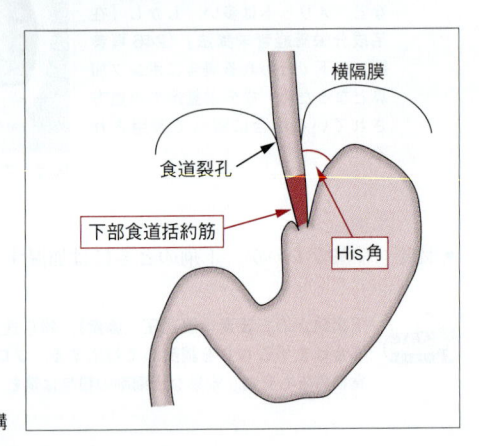

図9 逆流防止機構

- 対応は，保存的あるいは手術．
  (1) 保存的：姿勢，薬剤（プロトンポンプインヒビター，漢方（六君子湯），半固形化栄養剤の使用
  (2) 手術：（腹腔鏡下）Nissen 噴門形成術（図10）が広く行われている．

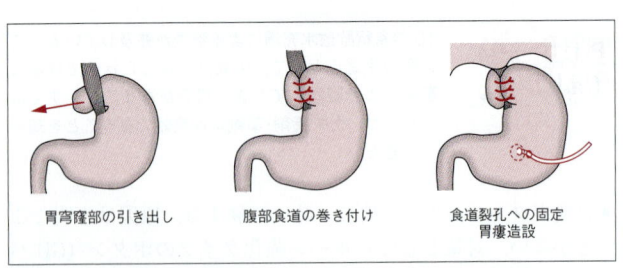

胃穹窿部の引き出し　　腹部食道の巻き付け　　食道裂孔への固定
　　　　　　　　　　　　　　　　　　　　　胃瘻造設

図10 Nissen 噴門形成術

2. 小児栄養ケアの実際

Pitfall

Nissen 噴門形成術について「食道をしばる」と勘違いされていることが医療者でも見受けられる. この術式は, 巻きつけた胃穹窿部が膨らむことで下部食道を圧迫する (valve 効果) こととHis角を得ることが目的であり, 決して食道を狭くするものではない. したがって, 術後も経口摂取が難しくなることはない.

One Point

噴門形成術後の合併症として, 胃排泄障害と胃の空気の溜り (gas bloat 症候群) がある. 前者は術中の迷走神経傷害によるもので, 通常一過性. 後者は巻き付けが強すぎるあるいは長すぎるために起こり, これを防止するため弱く短い巻きつけ (floppy Nissen) が推奨される.

[胃瘻漏れ] (症例参照 217頁)

- 原因:活発な児でカテーテルの動きが大きいための瘻孔拡大, 低栄養による腹壁の厚さ不足, 胃排出障害による胃内圧上昇.
- 十分な栄養注入ができないため, やせてさらに悪化するという悪循環に陥る.
- 治療:カテーテルの固定の工夫, 一時的な ED チューブによる栄養などで対応できることもあるが, たいてい長期化し, 結局再造設を余儀なくされることが多い. 保存的治療に拘泥しないこと.

One Point 胃瘻にガーゼは必要?

通常は Y 字ガーゼなどは不要である. 滲出液がある場合, ティッシュペーパーで「こより」を作って巻く方法がある. ガーゼよりも吸湿性があり, 安価で使いやすい.

[不良肉芽]

- カテーテルの動きの激しい児に多い.
- 対策:カテーテル固定の工夫.
- 治療:外来では 20%硝酸銀溶液の塗布 (必ず生食で流す), 大きい場合には電気メスでの切除. 在宅ではステロイド軟

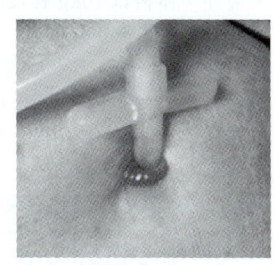

図11 不良肉芽

軟膏塗布.

カテーテル固定法
児が触ってしまう場合，腹巻きなどで隠す．母親の化粧パフをはさむと，適度な硬さと厚さと弾力があり，固定しやすいと好評である．

[ダンピング症候群]
- 特に ED チューブ，空腸瘻で多い．

表7 ダンピング症候群

	早期ダンピング	後期ダンピング
発生	注入後すぐ～30分程度	注入後1時間～
原因	高浸透圧の栄養剤による小腸への水分移動→循環血漿量の減少など	糖質の急激な吸収による高血糖に続く，インスリン過分泌による低血糖
症状	冷汗，動悸，心拍増加，呼吸促迫，嘔吐，腹痛など	低血糖症状（冷汗，ふるえ，意識低下など）
対応	注入速度を下げる，濃度を薄める	注入速度を下げる，耐糖能異常用の栄養剤，耐糖能改善用の薬剤の使用

⑥ 半固形化栄養剤およびミキサー食注入
- 概念：摂取する栄養の形態は液体よりも固体（半固形）のほうが生理的であるという観点から，主に胃瘻から半固形化した栄養剤あるいはミキサー食（188頁参照）を，原則としてボーラスで注入する方法．
- 利点：注入時間の短縮，胃食道逆流・下痢の抑制
- 条件：体格は10kg程度あれば可能．詰まりを防ぎ，注入の抵抗を軽減するため胃瘻カテーテルは太いほうがよい．幼児で16Fr，学童以上では18Fr以上を使用する．
- 方法：通常の半消化態栄養剤あるいは消化態栄養剤にトロミ剤を加えて半固形化する．

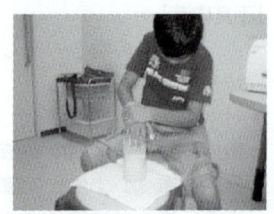

図12 手押しポンプを使い自ら注入する患児

粘度として GER を抑制するには 20,000cP（センチポアズ）必要とされている．具体的に，筆者は介護者に「フルーチェ®」程度と説明している（20,000cP よりは低い）．これをシリンジあるいはドレッシングボトルなどの容器に入れ，ボーラスで注入する．腹部膨満，吐気などがあれば何回かに分割する．これでも患者・介護者の拘束は大幅に減少する．

Question： なぜ短時間注入が可能なのか？
Answer： 液体栄養剤を短時間注入すると GER や下痢，ダンピング症候群が起こりやすいが，半固形化することによりこれらが抑制されるため．

Question： 合併症は？
Answer： 便秘傾向，まれに腸閉塞の報告あり．

Question： 経鼻胃管から可能か？
Answer： 12Fr 程度あれば不可能ではないが，小児では太過ぎ，禁忌がなければ胃瘻を造設すべき．

Question： トロミ剤の使い分けは？
Answer： 寒天，ペクチン系，デキストリン系など多種発売されているが一長一短がある．経済性，栄養剤との相性などから選択する．医薬品はなく，すべて患者負担となる．

（北河德彦）

❖ 静脈栄養

① 投与経路の選択と特徴

- 静脈栄養の投与経路には，末梢静脈と中心静脈の二種類がある．中心静脈（上大静脈と下大静脈）内またはその近傍においたカテーテルを中心静脈カテーテル（central venous catheter：CVC）とよぶ．
- CVCより栄養輸液（通常，アミノ酸を含む輸液）を投与することを中心静脈栄養（total parenteral nutrition：TPN）とよび，末梢静脈より栄養輸液を投与することを末梢静脈栄養（peripheral parenteral nutrition：PPN）とよぶ．ただしTPNの本来の意味は，必要な栄養素をすべて（total）投与することである．

[中心静脈経路]

- 中心静脈へCVCを留置する経路として，表在の末梢静脈を用いる場合（peripherally inserted central venous catheter：PICC）と鎖骨下静脈や内頸静脈などの深部の太い静脈を穿刺して留置する場合がある．表8に示すようにそれぞれに利点と欠点があり，これらを考慮したうえで投与経路を選択する．
- 成人では深部静脈穿刺によるCVCの挿入が一般的であるが，小児では全身麻酔が必要であり，特に深部静脈穿刺が困難な新生児ではPICCが一般的である．
- ただし長期間の安定した中心静脈経路が必要な患者では，深部静脈穿刺によるCVC留置が適している．
- 末梢静脈のカットダウン（外科的に血管を露出してカテーテルを入れること）によるCVCの留置は，近年あまり行われないが，出血傾向やショックなどのため深部静脈穿刺が困難な患者では，腋窩静脈や外頸静脈をカットダウンすることによりCVCの留置は可能である．

[末梢静脈経路]

- 末梢静脈より投与できる薬液の糖濃度の上限は13%程度とされる．アミノ酸や電解質を含む輸液製剤では，浸透圧比3程度が上限で，PPN用の輸液製剤はこれ以下の浸透圧となっている．
- PPNでは糖質の投与量が限られるため，投与エネルギーを増やすには脂肪乳剤を積極的に併用する必要がある．ただし

2. 小児栄養ケアの実際

表8 静脈栄養の投与経路の比較

	末梢静脈カテーテル	中心静脈カテーテル PICC	中心静脈カテーテル 深部静脈穿刺
利点	血流感染を起こしにくい. 留置が容易である.	合併症なくベッドサイドで安全に留置できる. 長期間留置できる.	長期間留置できる. 体動制限がない. 内径の大きなカテーテルを使用できるため,血液製剤や脂肪乳剤の投与やマルチルーメンカテーテルの使用は容易である(感染防御のため使用しない施設もある).
欠点	浸透圧の制限のため十分な熱量の投与は困難. 浸透圧やpHによる静脈炎が起こりやすい. 長期間留置できず頻回の穿刺が必要.	カテーテル先端位置異常を起こしやすい. 適切な血管がなければ留置は困難である. 内径が細いため,採血や血液製剤投与などの多目的な使用やマルチルーメンカテーテルの使用は困難. カテーテルが長いため閉塞しやすい. 末梢静脈炎を起こすことがある.	小児ではカテーテル留置に全身麻酔を要す. 挿入時の合併症(気胸,血腫など)が起こりうる. 血流感染や静脈血栓のリスクが高い.

それでもPPNで必要十分なエネルギーを投与するのは困難である.
- PPN用の糖加アミノ酸製剤ではアミノ酸量が糖質に比して著明に多いため,特に小児ではアミノ酸の過剰投与に気をつける必要がある.

② カテーテルの種類
- カテーテルの種類により挿入法は異なるためそれぞれについて説明する.

針やカテーテルの太さの単位

針は通常G(ゲージ)で表されるが,これは針金の直径の国際基準であるバーミンガムワイヤーゲージの号数である.これは数が小さくなるほど太くなる.カテーテルはしばしばFr(フレンチ)で表されるが,これは3で割るとmmの単位になる.小児で使用

されるカテーテルは，3Fr と 4Fr あたりが多いが，3Fr＝1mm≒19.5G，4Fr＝1.33mm≒17.5G である．PICC で用いられる 29G＝0.33mm≒1Fr となる．

[PICC タイプ]
ⓐ 低出生体重児・新生児用（図 13）
- PI カテーテル®（日本シャーウッド）シングル：29G（0.37mm），28G（0.41mm），24G（0.63mm），ダブル：27G（0.43mm），25G（0.47mm），プレミキャス®（サミックインターナショナル）シングルのみ 1Fr（0.36mm），2Fr（0.6mm）
- 肘（なるべく尺側），手背，足関節内顆などの末梢静脈より挿入する．付属のピールアウェイシース，または末梢静脈用の留置針を用いて挿入する．
- カテーテルはポリウレタン製で非常に柔らかいため，挿入時には内腔にスタイレットが入っている．細いため静脈血栓症のリスクは低いが，機械的強度が弱く内腔が狭いため閉塞しやすい．脂肪乳剤も通常使用しない．

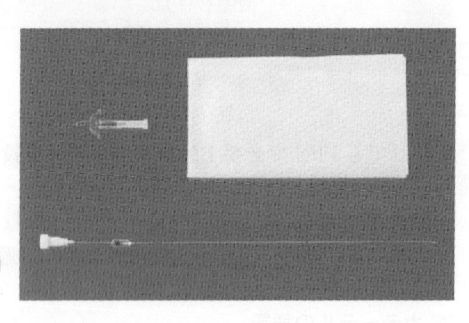

図 13 新生児用 PI カテーテル（29G）

ⓑ 年長児用（図 14）
- グローションカテーテル®（メディコン）シングル 4Fr（1.3mm），ダブル 5Fr（1.7mm），PICC キット®（日本シャーウッド）シングル 3Fr（1mm），4Fr（1.3mm），ダブル 4.5Fr（1.5mm）
- 屈曲しても閉塞しない肉厚のシリコン製が多いが，小児にはやや太い．
- カテーテル挿入用の穿刺針は外径が大きいため，太い末梢静

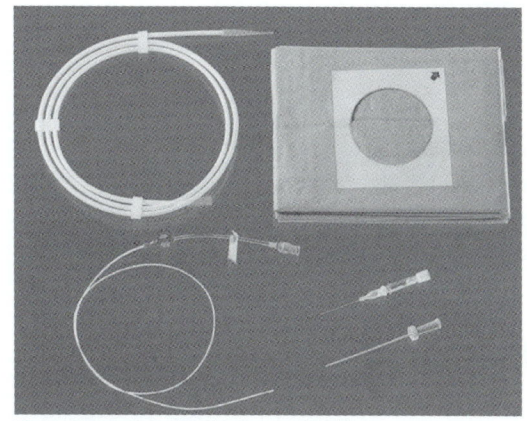

図14 PICC セルジンガーキット (3Fr)

脈がないと留置は難しいが，最近，マイクロセルジンガー法のキットも販売されている．
- グローションカテーテルは逆流防止機構をもつが，過信は禁物である．

[鎖骨下静脈（内頸静脈，大腿静脈）穿刺タイプ]（図15）
- さまざまな製品があるが，通常，18Gまたは20Gのものが小児では使用されることが多い．
- 鎖骨下静脈穿刺では合併症を避けるために，セルジンガー法が一般的であり，スルーザカニューラ法は挿入時合併症の危険性が高まるため避ける．

Memo セルジンガー法
20〜24G程度の細い針（静脈留置針）で静脈を穿刺しガイドワイヤーを血管内に留置し，ガイドワイヤーに沿わせてカテーテルを押し込む方法．カテーテルに"コシ"が必要なので，ポリウレタン製のカテーテルが多い．針が細いので，副損傷のリスクが低い．

Memo スルーザニューラ（ダイレクトパンクチャー）法
カテーテルが内腔を通る径の太いカニューラで血管を穿刺して，内筒を抜いてカテーテルを挿入する．手技はシンプルであるが，

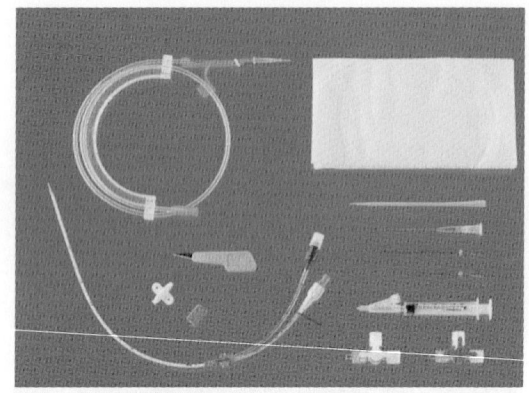

図15 鎖骨下穿刺カテーテルキット

穿刺する針が太いため動脈や気胸などの副損傷の程度が大きくなるという欠点がある.

- セルジンガー法により挿入する CVC の材質にはコシが必要なため, ポリウレタン製が多い. 集中管理を要する症例ではマルチルーメンの CVC を用いることもある.

[長期留置タイプ]

ⓐ ブロビアック・ヒックマンタイプカテーテル (図16)
- ブロビアックカテーテル® (メディコン) 4.2Fr, 6.6Fr, ヒックマンカテーテル® (メディコン) 7Fr〜
- 皮下トンネルを作成し, そのトンネル内にダクロンカフを置き周囲組織と固着させて経皮感染や事故抜去を防止することにより, 長期留置が可能なシリコン製のカテーテルである.
- カテーテル留置が1ヵ月を越える場合に使用を考慮すべきである. ポートの穿刺に耐えられない乳幼児での使用が多い. ただし抜去時にはカフ部を皮下組織より剥離することが必要なため傷は残りやすい.
- ガイドワイヤーを介したイントロデューサーの挿入や皮下トンネルの作成, カテーテルの長さの調節などのやや特殊な手技を必要とするため, 留置には慣れが必要である. 通常, 手術室で全身麻酔下, 透視下に留置される.

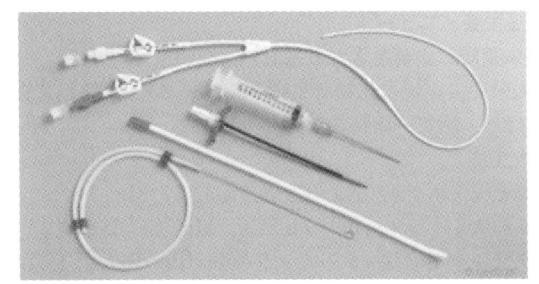

図16 ヒックマンカテーテル (7Fr)

- シリコンは機械的強度が弱いため, 破損に備えて専用のリペアキットがある.
- ダブルルーメンカテーテルは採血, 輸血など多目的用途に使われることが多く, TPN よりも骨髄移植などで使用される.

ⓑ 完全皮下埋め込み式カテーテル

- 単にポートとよばれることも多い. カテーテルと接続されたリザーバーを皮下に埋め込み, 皮膚の上からリザーバーのセプタム (シリコーン製膜) を穿刺して注射薬を投与する.
- 成人の悪性腫瘍に対する抗がん剤の投与で使用されるため, 今日ではサイズ, 形状のさまざまな製品がある. カテーテル径は5, 6, 6.6Fr のものが小児では使用される.
- セプタムを削らない専用の穿刺針 (ヒューバー針) が必要であるが, 穿刺針を抜去すれば完全にカテーテルフリーとなり, 患児のQOL向上が期待できる.
- 間欠的に中心静脈確保が必要な化学療法施行中の児で特に有用であるが, 穿刺時の疼痛の問題があるため, 連日の静脈栄養が必要な児では適応は限られる.
- 感染などで抜去が必要になっても, 小児では全麻下の手術が必要である.
- きちんと管理すれば年余にわたる長期間の留置が可能であるが, 閉塞のリスクが高いため, 通常, 採血や血液製剤, 脂肪乳剤の投与は行わない.

③ **静脈栄養メニュー**
[静脈栄養時に必要とされる基質]
- 三大栄養素：炭水化物（主にグルコース），タンパク質（アミノ酸），脂質（脂肪乳剤）
- ミネラル
  メジャーミネラル…Na，Cl，K，Ca，P，Mg
  トレースミネラル…Fe，Zn，Cu，Mn，Se*など
- ビタミン：水溶性ビタミン9種類（B_1，B_2，ナイアシン，B_6，B_{12}，葉酸，パントテン酸，ビオチン，C）脂溶性ビタミン4種類（A，D，E，K）
- その他：ヨウ素，カルニチン*など

*：Seセレンは製剤がない．カルニチンはTPNでは通常投与されない．

[静脈栄養に通常用いられる製剤]
ⓐ 糖電解質液
  7.5〜12.5％の糖濃度液：ソリタT3G（7.5％）®，フィジオ35（10％）®，ソリタックスH（12.5％）®など
  高濃度糖液：リハビックス（17〜21％）®，ハイカリック（17〜35％）®など
  TPN用の製剤にはZnも入っているものが多い．
ⓑ アミノ酸（L型結晶アミノ酸製剤）：プレアミンP®，アミパレン®，アミゼットB®など
ⓒ 脂肪乳剤（長鎖脂肪酸トリグリセリド）：イントラリポス®，イントラリピッド®など
ⓓ 総合ビタミン剤（水溶性，脂溶性）：マルタミン®，オーツカMV®，ネオラミンマルチV®など
ⓔ 微量元素製剤（Zn，Cu，Mn，Fe，I）：エレメンミック®，ミネラリン®（組成は同じ）など

- 基本的には，ⓐとⓑの混合液に糖液や電解質液を加えて投与量を調整し，さらにⓓ，ⓔを加えたものを24時間かけて点滴静注する．
- TPN用ダブルバッグ製剤（ピーエヌツイン®など）やトリプルバッグ製剤（フルカリック®など）の組成は成人用であり，小児では投与量の調整が難しく使用しにくい．
- 末梢静脈栄養用のダブルバッグ製剤（ビーフリード®など）

も成人用であり，非タンパク質カロリー/N比（201頁参照）が小さいため小児には不向きである．
- 脂肪乳剤は末梢静脈から別に投与するのが安全であるが，患児の苦痛が大きい場合は，感染と逆流に気をつけてCVCラインのフィルターより患者側から投与してもよい．すべてを混合したワンバッグという投与法は小児では一般的でない．
- 小児では年齢により投与する水分や基質の量が異なるため，作成液の組成を調節して濃度，投与速度から投与量を体重当たりで計算する必要がある．表計算ソフトを活用すると便利である．
- 投与量の計算の基本は，作成液中の濃度×作成液の輸液速度×投与時間/体重である．作成液の残りは破棄するので，ビタミンや微量元素製剤に配慮する．

[投与量]（表9）
ⓐ 糖質
- 常にグルコースで投与する．投与量は5〜20g/kg/日程度（20〜80cal/kg/日）で，5〜7日かけて目標量にもっていく．
- 大きな侵襲を受けた場合は，ストレスホルモンのため外科的糖尿病の状態にあり，糖質の投与量は制限される．

ⓑ アミノ酸
- 小児には，アミノ酸代謝上BCAA（6頁参照）を多く含むアミノ酸製剤が適している．
- 新生児，乳幼児用アミノ酸製剤のプレアミンP®は，唯一タウリンを含み，小児の発達に必要なチロシン，システイン，アルギニン，ヒスチジンが含有されており，小児で代謝されにくいグリシンは減量されているため，小児に適している．

表9 静脈栄養時の基質投与量の目安

年齢	水分 (mL/kg)	エネルギー (kcal/kg)	糖質 (g/kg)	アミノ酸 (g/kg)	脂質 (g/kg)	Na (Cl) (mEq/kg)	K (mEq/kg)	Ca (P, Mg) (mEq/kg)
新生児	80〜100*	60〜80	12〜15	1.3〜1.7	1.0〜2.0	2〜4	1〜2	0.5〜1.0
乳児	100〜120	70〜90	13〜17	1.5〜2.0	1.0〜2.0	3〜6	2〜4	0.5〜1.0
1〜3歳	80〜100	60〜80	12〜15	1.3〜1.7	1.0〜2.0	3〜4	2〜4	0.5〜1.0
4〜6歳	60〜80	60〜80	10〜15	1.3〜1.7	1.0〜2.0	2〜4	2〜4	0.5〜1.0
学童	60〜80	50〜70	10〜13	1.2〜1.5	1.0〜2.0	2〜3	1〜3	0.5〜1.0

*新生児早期は，さらに水分量を制限する（特に呼吸管理中）

ただし 7.6%と他の製剤に比べてアミノ酸濃度はやや薄い.
- アミノ酸投与量は,0.5g/kg/日で開始し,4〜7日かけて,1.5〜2.0g/kg/日の維持量にもっていく.アミノ酸が有効に同化反応に使われるため,非タンパク質カロリー/窒素比(201頁参照)が200〜250kcal/g程度になるように調節する.

ⓒ 脂質
- 20%脂肪乳剤を使用し,0.5g/kg/日より開始し,4〜7日かけて,1.0〜2.0g/kg/日の維持量にもっていく.なお,経静脈的な脂質投与では,投与エネルギーの20%が上限と考えられている.
- 脂質投与を2週間以上行わない静脈栄養では,必須脂肪酸欠乏のリスクがある.必須脂肪酸欠乏を防ぐためには,総エネルギーの1〜2%以上をリノール酸で,0.3〜0.5%をα-リノレン酸で摂取することが必要とされる(198頁参照).
- イントラリピッド®などの脂肪乳剤の脂肪酸組成は,リノール酸52%,α-リノレン酸8%であり,0.3〜0.5g/kg/日の投与量でこれを満たす.
- 脂肪乳剤の人工脂肪粒子は生体にとっては異物であり,代謝に時間がかかるため,理想的には0.1g/kg/hの速度で投与すべきである.

ⓓ ビタミン・微量元素(195〜197頁参照)
- わが国に小児用の総合ビタミン剤はなく,小児における明確な投与基準もないが,投与量の目安は6%/kg/日(総合ビタミン剤を総量5ccとした場合に,0.3cc/kg/日となる)程度である.つまり17kgでほぼ1Vを投与することとなる.
- 長期間のTPNでは,脂溶性ビタミン欠乏の可能性があるため,血中濃度を測定すべきである.
- 末梢静脈栄養でもビタミンB_1欠乏症の報告があり,ビタミン投与を考慮する.
- 微量元素も小児における明確な基準投与量はないが,通常,成人用製剤(2cc/A)の0.05〜0.1mL/kg/日の投与量が推奨される.
- 持続的な消化液の喪失がある場合は亜鉛欠乏に注意する.
- 長期間(数ヵ月)の絶食となる場合はSe(セレン)の補給も必要であるが,注射薬はないため病院の薬剤部にて調製す

る必要がある．通常，亜セレン酸を用い，セレンとして2〜5μg/kg/日を投与する．

- 最後に10kgの児における実際の処方例を表10に示した．

表10　TPN処方の一例（体重10kgの場合）

	内容	投与量
1〜2日目	フィジオ35 500mL＋ プレアミンP 40mL＋ ヘパリン 0.054mL　40mL/h	水分量 96mL， 熱量 38kcal, Glu 8.9g, AA 0.5g, Fat 0g, Na 3.1mEq, K 1.8mEq, Cl 3.1mEq
3〜4日目	リハビックスK-1号 500mL＋ プレアミンP 100mL＋ 生食 100mL＋ ヘパリン 0.7mL　40mL/h	水分量 96mL， 熱量 51kcal, Glu 11.7g, AA 1.0, Fat 0g, Na 2.8mEq, K 1.4mEq, Cl 2.1mEq
5日目〜	リハビックスK-2号 500mL＋ プレアミンP 150mL＋ 補正用NaCl 20mL＋ ヘパリン 0.7mL　40mL/h 20%脂肪乳剤 25mL(5mL/h)	水分量 99mL， 熱量 71kcal, Glu 15.0g, AA 1.6, Fat 0.5g, Na 2.9mEq, K 2.1mEq, Cl 2.9mEq
7日目〜 (脂質1g)	リハビックスK-2号 500mL＋ プレアミンP 170mL＋ 補正用NaCl 20mL＋ ヘパリン 0.7mL　40mL/h 20%脂肪乳剤 50mL(5mL/h)	水分量 101mL， 熱量 75kcal, Glu 14.6g, AA 1.8, Fat 1.0g, Na 2.8mEq, K 2.1mEq, Cl 2.8mEq

④ 合併症

- 静脈栄養時の合併症はCVCに関連した合併症とTPNによる代謝性合併症に大別される．

[CVCに関連した合併症]

ⓐ 気胸，血胸，血腫，胸管損傷

- 鎖骨下または鎖骨上の穿刺では，誤って肺を刺して気胸や血胸を起こすことがある．左側の穿刺では胸管損傷が起こりうるため，右側が第1選択となる．
- 内頸静脈穿刺は動脈を穿刺すると血腫で気道閉塞を起こす可能性がある．気胸を起こすことは普通ないが，小児では首が短いため穿刺が難しく，汗や体動のため固定が難しい．
- 鼠径部の大腿静脈穿刺では上記の合併症は起こらないが，感染や血栓の頻度が高いためできるだけさけるべきである．

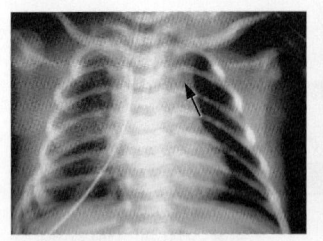

左肘から挿入した28 GPICCのカテーテル先端が鎖骨下静脈よりはずれて他の血管内に迷入している（矢印）.

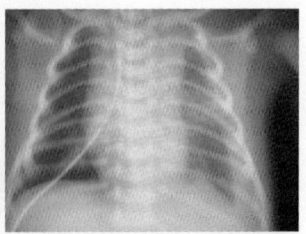

4生日にTPN開始後に左胸水貯留あり．CVC抜去により1日で胸水は消失した．呼吸状態は著変なし．

図17　extravasation of fluid（4生日女児，食道閉鎖症）

ⓑ 先端位置異常（malposition）
- カテーテルの先端が目標とする上大静脈や下大静脈内にないこと.
- 鎖骨下静脈穿刺やPICCの場合に起こりやすく，内頸静脈穿刺では起こりにくい．
- 通常の輸液では問題なくても，浸透圧の高い輸液製剤を投与すると血管炎や血管外漏出（extravasation）を起こす場合がある．鎖骨下静脈内に先端を置くのは危険である．またマルチルーメンカテーテルでは側孔の位置に注意する．
- 心房や心室内に先端を留置すると心タンポナーデを起こす危険性がある．
- 透視下での留置が本合併症を防ぐのに最も有効だが，設備や人手，患者の状態などから毎回の実施は困難である．

ⓒ extravasation of fluid（図17）
- カテーテル先端が血管壁に接したり細い血管へ先端が迷入したりすると輸液内容が血管外へ漏れ出ることがある．
- 胸腔内で起こると胸水が貯留し呼吸困難をきたす場合もある．輸液にグルコースが入っている場合は，胸水の糖濃度を測定すると診断がつく．
- 心臓内にカテーテル先端がある場合に起こると次項の心タンポナーデとなる．

ⓓ 心タンポナーデ
- 心タンポナーデとは心囊液貯留により，心臓の拡張が制限され，心機能が低下する状態である．
- CVC そのものやスタイレット，ガイドワイヤーが心内膜を損傷したり，輸液が局所の炎症を起こし，extravasation により起こることがある．
- スタイレット付きの PICC カテーテルを用いた新生児での報告が多い．
- 早期診断できなければ致死的である．起こりうることを知ることが予防に最も重要である．

ⓔ カテーテル関連血流感染症（CRBSI）
- CRBSI（catheter-related blood stream infection）とは，血管内異物であるカテーテルに細菌や真菌による感染が起こり，感染が血液内に広がることで，カテーテルに関連した合併症のうちで最も頻度が高く，時に致命的である．
- 典型的には，他に原因のない突然の発熱が起こり，白血球数や CRP 値が急激に上昇する．カテーテルを抜去すると解熱することが多い．
- 感染経路は，経皮（刺入部），輸液ライン（特に連結部），輸液内，内因性（他の部位から血流にのってくる）とされる．
- 診断には，カテーテル先端培養と血液培養が必要であるが，きちんと実施されないことも多く，感染があっても培養陽性となるとは限らないため，確定診断は難しい．
- CRBSI を防ぐためには，挿入時の清潔操作や輸液ラインの無菌的管理の徹底や，挿入部位（なるべく PICC または鎖骨下），カテーテル（なるべくシングルルーメン），留置期間（なるべく早く抜去）などのリスク因子を除くことが重要である．
- TPN の実施自体もリスクとなるため，常に経腸栄養へ移行するよう心がける．
- 真菌が検出された場合には必ず網膜の評価を行い，真菌性眼内炎の検索を行う．真菌性眼内炎では抗真菌剤をしっかり投与しなければ失明の危険がある．

ⓕ 静脈血栓症
- 正確な頻度は不明であるが，カテーテルを長期間留置した場合の頻度はかなり高いと考えられている．実際に小腸移植を

受けている患者の多くが，静脈血栓症のため CVC を留置する静脈を喪失して移植の適応となっている．
- これを防ぐために，なるべく細径のカテーテルを血流の多い上大静脈に留置し，できるだけ短期間で抜去する．CRBSI も血栓症の増悪因子となる．

[TPN に伴う代謝的合併症]
- TPN は非生理的な栄養法であるため，代謝的合併症を完全に克服するのは不可能であるが，各種栄養素の過不足による代謝異常の多くは，病態に応じて組成，投与量を調節することで避けることできる．起こしてはならない最も深刻な合併症は，総合ビタミン剤の投与忘れによるビタミン B_1 欠乏症である．

ⓐ 高血糖，尿糖，脂質異常症，電解質異常
- 馴化期は血糖変動に気をつける．

ⓑ 必須脂肪酸欠乏症（198 頁参照）

ⓒ 微量元素異常症（196 頁参照）

ⓓ 肝障害（胆汁うっ滞），胆石症
- 新生児では胆汁うっ滞が，年長児ではトランスアミナーゼの上昇する肝機能障害が起こりやすい．アルカリフォスファターゼや γ-GTP も上昇する．
- 原因は不明で，患者側の要因や輸液側の要因が複雑に絡みあって起こる（図 18）．
- 対策として，投与エネルギーやアミノ酸の減量が一般的に行われるが，経腸栄養へ移行することが最も重要である．
- cyclic TPN も肝機能の改善に有効とされる．

Memo: cyclic TPN
アミノ酸を混じた高濃度糖電解質液と低い糖濃度の電解質液を交互に投与すること．通常の食事のように同化期と異化期をつくり，代謝のリズムを正常化しようとした．嵩原らが提唱した原法では，4 時間ごとに 6 回切り替えているが，夜間のみ投与して日中は点滴オフとする方法も広義の cyclic TPN である．ただし低血糖に注意する．

ⓔ 骨障害
- 長期 TPN にて骨発育障害，骨粗鬆症，クル病様変化が報告

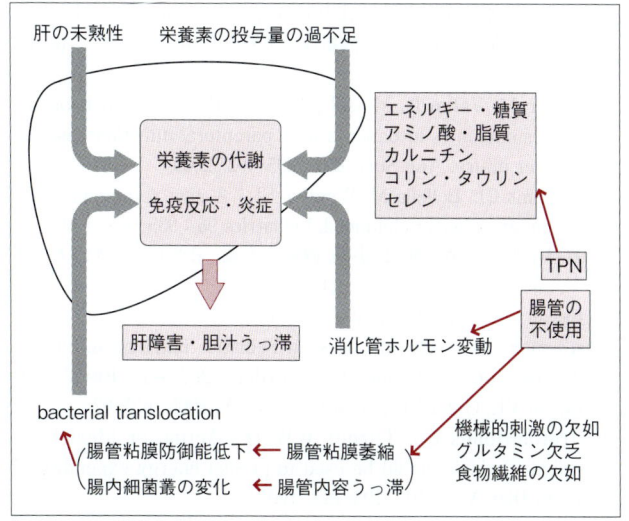

図18 TPN肝障害の成因

されているため,2,3ヵ月以上といった長期に及ぶ場合は,定期的に骨年齢の評価,骨塩量の評価を行うべきである.

(山内　健)

文献

1)「日本人の食事摂取基準(2010年版)」厚生労働省「日本人の食事摂取基準」策定検討会報告書,第1出版,東京,2009.
2) 岩佐正人:エネルギー代謝とエネルギー必要量.日本静脈経腸栄養学会編,静脈経腸栄養ハンドブック,南江堂,東京,2008,p128-133.
3) Holliday MA, Segar WE：The maintenance need for water in parenteral fluid therapy. Pediatrics 19：823-832. 1957.
4) ASPEN Bord of Directors and the Clinical Guideline Task Force, Section Ⅶ：Normal requirements—pediatrics, J Parenteral and Enteral Nutrition 26 Supple：25SA-32SA, 2002.
5) タンパク質・アミノ酸の必要量 FAO/WHO/UNU 合同専門協議会報告.日本アミノ酸学会翻訳小委員会訳,医歯薬出版,2009,p123-140.

6) 長谷川史郎：新生児幼若乳児期の高カロリー輸液におけるアミノ酸投与量と至適アミノ酸組成. 外科と代謝・栄養 17：46-60, 1983.
7) Puder M, Valim C, Meisel JA et al：Parenteral fish oil improves outcomes in patients with parenteral nutrition-associated liver injury. Ann Surg 250：395-402, 2009.
8) Williams CL, Bollella M, Wynder EL：A new recommendation for dietary fiber in childhood. Pediatrics 96：985-988, 1995.
9) 長谷川史郎：第2部 4. 小児. 磯崎泰介編, 栄養療法の進め方ノート, 羊土社, 東京, 2011, p136-141.
10) Ekvall SW, Ekvall VK, Walberg-Wolfe J et al：Nutritional assessment-all levels and ages. In Pediatric nutrition in chronic disease and developmental disorders. 2ed. ed. Ekvall SW, Ekvall VK, Oxford University Press, NY, 2005, p35-62.
11) Ireton-Jones CS, Turner WW Jr：Actual or ideal body weight：which should be used to predict energy expenditure? J Am Diet Assoc 91：193-195, 1991.
12) Olieman JF, Penning C, Ijsselstijn H et al：Enteral nutrition in children with short-bowel syndrome：current evidence and recommendations for the children. J Am Diet Assc 110：420-426, 2010.
13) Levine GM, Deren JJ, Steiger E et al：Role of oral intake in maintenance of gut mass and disaccharide activity. Gastroenterology 67：975-982, 1974.
14) Jeejeebhoy KN：Total parenteral nutrition：potion or poison? Am J Clin Nutr 74：160-163, 2001.
15) ASPEN Bord of Directors and the Clinical Guideline Task Force, Section II：nutrition care process. J Parenteral and Enteral Nutrition 26 Supple：7SA-8SA, 2002.
16) Braegger C, Decsi T, Dias JA et al：Practical approach to paediatric enteral nutrition：a comment by the ESPGHAN committee on nutrition. J Pediatr Gastroenterol Nutr 51：110-122, 2010.

第3章

各種疾患・病態における小児栄養管理〜パターン別栄養管理の実際〜

1 早産児・低出生体重児

A 病態の知識

❖ 早産児・低出生体重児
- 低出生体重児とは出生体重が 2,500g 未満の児の総称,早産児とは在胎週数が 37 週未満の児の総称である.
- 低出生体重児,早産児の分類を表 1 に示す.早産児・低出生体重児では消化管の未熟性を基礎として,種々の栄養障害を呈する.

表 1 低出生体重児,早産児の分類

低出生体重児,low birth weight infant:LBWI	出生体重 2,500g 未満
極低出生体重児,very low birth weight infant:VLBWI	出生体重 1,500g 未満
超低出生体重児,extremely low birth weight infant:ELBWI	出生体重 1,000g 未満
早産児,preterm infant	在胎 37 週未満
超早産児,extremely immature infant	在胎 28 週未満

❖ small-for-dates(SFD)児
- 低出生体重児のなかには,在胎週数に比べて出生体重が少ない児が存在する.これは子宮内での発育が妊娠週数に比べて遅れたことが原因である.在胎週数に比した出生体重の分類を表 2 に示す.
- 在胎週数に比して出生体重・身長が少ない SFD 児では,出生時より栄養状態が不良であるだけでなく,胎便の排泄が不良であるなどの特徴があり,特有の栄養管理を要する.

❖ 細胞外液量の評価
- 早産児は体の構成成分のなかで水分(特に細胞外液)の占める割合が高い.胎外生活に移行して不要となった余分な細胞外液は除去され,生後 3〜4 日に生理的体重減少として現れる.正期産児の生理的体重減少は出生体重の 5〜10%である

表2 在胎週数に比した出生体重の分類

appropriate-for-dates (AFD) 児	出生体重が基準値の10〜90パーセンタイルの範囲内
light-for-dates 児	出生体重が基準値の10パーセンタイルを下回る
heavy-for-dates 児	出生体重が基準値の90パーセンタイルを上回る
small-for-dates (SFD) 児	出生体重・身長ともに基準値の10パーセンタイルを下回る
large-for-dates 児	出生体重・身長ともに基準値の90パーセンタイルを上回る

が,超早産児では10〜20%に達することがある.
- 一方,SFD児やlight-for-dates児では,胎内での栄養状態・水分環境が十分でないため細胞外液量が少なく,したがって生理的体重減少も少ない.早産児・低出生体重児においては,細胞外液量およびその変化を考慮した水分・栄養管理が必要となる.

❖ **皮膚からの熱喪失・水分喪失の評価**
- 低出生体重児では体重に対する体表面積が大きいため,体表からの熱喪失が多い.
- また,早産児の皮膚は角化が不十分であるため,皮膚表面からの不感蒸泄・水分喪失が多い.水分の蒸散1mL当たり0.58kcalのエネルギーを喪失する.
- 早産・低出生体重児は保育器に収容して適切な保温・加湿を行い,熱喪失・水分喪失を抑えることが栄養管理上不可欠である.

❖ **早産児・低出生体重児に特有の病態**
- 壊死性腸炎や胎便病は腸管の未熟性を基盤として発症する重篤な合併症である.
- 早産児・低出生体重児では,消化管だけでなく全身の臓器の未熟性に伴う合併症(特に肺の未熟性による新生児呼吸窮迫症候群など)に対する集中治療を要することが多い.これらの合併症のある症例では経腸栄養が十分に進まずに静脈栄養が必要となる.

壊死性腸炎（necrotizing enterocolitis：NEC）
NECは低出生体重児に発症する重篤な腸疾患で，腸管の未熟性に加えて循環不全，細菌感染などが誘因となる．回腸，結腸に広範な腸管壊死をきたし，死亡率も高い．

胎便病
胎便病（胎便性イレウス）は低出生体重児，特にSFD児に発症する腸疾患で，腸管の未熟性に加えて，水や電解質の代謝異常が原因とされる．回腸，結腸に粘稠な胎便による閉塞をきたし，重症例では腸穿孔を合併する．

B 栄養療法のポイント

● 経腸栄養が可能か，可能であれば経口哺乳か経管栄養か，授乳方法（種類，回数，増量方法）を決定する．
● 静脈栄養が必要か，必要であれば経腸栄養とのバランスをどうするかを判断する．
● 静脈栄養を行う場合に，必要な水分量，エネルギー量を設定する．
● 静脈栄養を行う場合に，必要な糖質，アミノ酸，脂質の投与量を設定する．

C アセスメント

- 成熟度の評価：在胎週数，出生体重の情報だけでなく，Dubowits法やNew Ballard法などの成熟度評価法を用いた診察所見で行う．
- 全身状態の評価：呼吸障害の有無，皮膚色，筋緊張，活動性などから判断する．
- 消化管症状の評価：腹部膨満の有無，嘔吐の有無（吐物の性状，胆汁混入の有無），排便の状況（回数，性状）などをチェックする．
- 栄養状態・水分量の評価：在胎週数に比べて低体重か，皮下脂肪の厚さ，皮膚ツルゴール，生後日数と体重減少率，利尿状態などをチェックする．

D プランニング

❖ 必要水分量とエネルギー量
- 成熟度に応じて,保育器に収容して適切な保温・加湿を行い,熱喪失や不感蒸泄を抑える.
- 投与水分量の目安は日齢0で50〜60mL/kg/日から開始し,体重や利尿状態を参考にしながら10〜20mL/kg/日ずつ増量する.安定期の水分量は120〜160mL/kg/日である.
- 必要エネルギー量は,胎内発育に準じて110〜120kcal/kg/日が必要とされる.日齢0で約30〜40kcal/kg/日より開始し,血糖値やアンモニア値を参考にしながら増加させる.

> **出生体重だけで必要水分量とエネルギー量を決めてはいけない**
> SFD児では胎内での発育が遅れたため,在胎週数に比べて出生体重が少ない.出生体重で,体重当たりの必要水分量やエネルギー量を計算すると,少なく見積もられる.同じ在胎週数のAFD児の体重を参考に補正するとよい.

❖ 経腸栄養
- 在胎35週以上かつ出生体重2kg以上で,全身状態・吸啜力が良好な児では,経腸栄養のみで管理できる.それ以外の児は,初期の糖輸液を含む静脈栄養が必要となる.
- 静脈栄養中でも経腸栄養が行われないと,腸管粘膜の萎縮,肝機能障害,bacterial translocation(194頁参照)などのリスクが高まるため,少量でも経腸栄養を行う.
- 初期量は10〜30mL/kg/日を1日8回(極低出生体重児では12回)に分けて投与する.
- 在胎34週未満の早産児や,吸啜の不十分な児では経管栄養とする.
- 腹部症状を確認しながら10〜20mL/kg/日ずつ増加させ,120〜160mL/kg/日まで増加させる.
- 低出生体重児では消化管運動や免疫の成熟を促す作用がある母乳を投与することが望ましい.
- 集中治療を要する極低出生体重児においては,生後早期より

少量の母乳を投与する**超早期授乳**も試みられる．
- 母乳栄養の場合，タンパク質，カルシウム，リンが不足しやすい．これらの成分を母乳に添加して**強化母乳**として投与する場合もある．また，母乳が確保できない場合は，それらの成分を強化している低出生体重児用ミルク（明治 LW など）の選択も可能である．

> **One Point　超早期授乳**
> 極低出生体重児に対して，生後 24 時間以内に少量の母乳を投与する栄養法である．少量の母乳を胃内注入に加えて，数滴口腔内に滴下する．NEC や感染症の低下，体重増加の改善などの効果が報告されている．

> **One Point　強化母乳**
> 母乳に添加するパウダーで，現在わが国で使用できる強化母乳は HMS-1（森永）のみである．添加により浸透圧が上昇するため，下痢や脱水の合併症に注意して，徐々に濃度を上げる工夫が必要である．

❖ 静脈栄養

- 合併症を有する低出生体重児の多くは，生後早期に経腸栄養を進めることは困難であり，静脈栄養が主体となる．
- 近年，胎児栄養必要量を生後早期より積極的に行う early aggressive nutrition という考え方が提唱され，1985 年よりアメリカ小児科学会で推奨されている．わが国でもその有効性について検証が行われ「極低出生体重児における早期経静脈栄養の診療ガイドライン（2009 年版）」として示された．以下にその要点を踏まえて管理方法の一例を示す（図 1）．

① 糖質

- 低出生体重児においては，生後早期の耐糖能は低い．極低出生体重児では生後 24 時間以内のブドウ糖輸液が 6.6mg/kg/分を超えると，高血糖のリスクが高まると報告されている．
- ブドウ糖投与は 3〜4mg/kg/分で開始し，血糖値を確認しながら調節する．最大で 10〜13mg/kg/分程度まで増量できる．

② アミノ酸

- 早産児では生後急速にタンパクの異化が進行する．タンパク異化の亢進を食い止めるには，生後数時間以内にアミノ酸

```
日齢 0   1      2      3      4      5      6      7
```

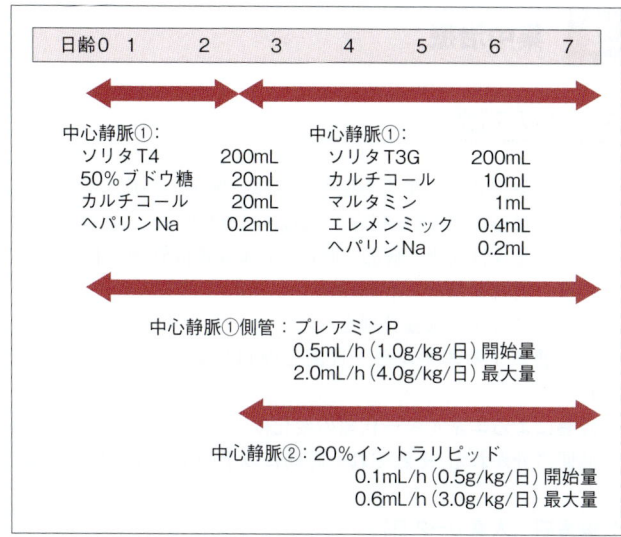

中心静脈①:
ソリタT4   200mL
50%ブドウ糖   20mL
カルチコール   20mL
ヘパリンNa   0.2mL

中心静脈①:
ソリタT3G   200mL
カルチコール   10mL
マルタミン   1mL
エレメンミック   0.4mL
ヘパリンNa   0.2mL

中心静脈①側管：プレアミンP
0.5mL/h（1.0g/kg/日）開始量
2.0mL/h（4.0g/kg/日）最大量

中心静脈②：20%イントラリピッド
0.1mL/h（0.5g/kg/日）開始量
0.6mL/h（3.0g/kg/日）最大量

図1　出生体重1,000gの児の静脈栄養の一例

1g/kg/日、エネルギー30kcal/kg/日程度の投与が必要である．
- 生後早期の管理では、NPC/N比（201頁参照）が200以下になる場合があるが、アミノ酸投与の目的がタンパク合成ではなく、異化防止であるため許容できる．
- アミノ酸1g/kg/日で開始し、アンモニア値、BUN値などをチェックしながら、0.5g/kg/日ずつ増量し、最高3～4g/kg/日程度まで増量する．
- タンパク同化を促すために、摂取エネルギーも並行して100～120kcal/kg/日まで増加させる．

③ 脂質
- 脂肪乳剤の投与は生後72時間までに0.5～1.0g/kg/日程度が投与されれば、必須脂肪酸欠乏を防ぐことができるとされる．
- 脂質0.5g/kg/日より開始し、0.5g/kg/日ずつ増量して、2～3g/kg/日まで増加させる．
- 脂質のクリアランスが障害される感染症、術後などは投与を控える．また、高ビリルビン血症、肺障害の増悪などの副作用に注意する．

（溝渕雅巳）

2 集中治療

A 病態の知識

- 集中治療を必要とする小児疾患には，脳炎・脳症，急性心筋炎，呼吸器疾患(重症喘息)，感染症(重症肺炎・敗血症など)，外傷，先天性疾患(胸部，腹部)および術後管理(中枢神経，心臓，消化器など)がある．
- それらに対する栄養管理を行うには，栄養状態の正確な把握や侵襲によるエネルギー代謝を周知しておく必要ある（図1）．
- 侵襲によるエネルギー代謝の変化は大きく分けて傷害期，転換期に分かれる．それぞれの時期に以下のような特徴がある．

❖ 傷害期（入室 0〜2 日）

- 侵襲（手術，疾患）が加わると肝グリコーゲンが減少し，その後血中に増加した遊離脂肪酸やケトン体をエネルギー源として利用することになるが，その後体蛋白異化亢進が著明になる．
- この時期は，エネルギー源として糖質の投与が必要となるが，カテコラミンをはじめとするインスリン拮抗作用をもつホルモンにより術後高血糖をきたすため，糖質の投与量には注意が必要となる．

❖ 転換前期（入室 2〜7 日）

- 上記のホルモン分泌の異常が徐々に正常化し，タンパク質代謝も異化から同化に転換してくる（疾患，手術侵襲によってその転換時期は個々に変化する）．
- 腸蠕動も回復してくるため，この時期に適切な栄養投与を行うことで創傷治癒を促すことができる．

❖ 転換後期（入室 7〜10 日）

- 投与エネルギーに対して適正な反応を示す時期であり，年齢，体格に合わせた必要エネルギー量，水分量を基に適切な投与

エネルギー量を調整する（しかし，心疾患などでは水分制限を行うこともあり，症例ごとの柔軟な対応を要する）．

B 栄養療法のポイント

- **集中治療では，通常と異なるエネルギー代謝が生じることを理解する．**
- **腸管粘膜（特に微絨毛）は，数日の絶食で萎縮が始まり一度萎縮した微絨毛の回復には長期間を要する．**
- **慢性肺疾患などの呼吸器疾患において，糖質の多い栄養投与は，代謝産物である二酸化炭素の貯留を引き起こすことがある．**

C アセスメント

- 集中治療下における栄養評価は非常に困難であり，先天性心疾患術後などでは厳密な体重コントロールのため体重増加などが評価対象とならない．しかし，集中治療領域であっても詳細な病歴聴取，身体所見から得られる情報は多い．入室前の栄養状態の確認（成長曲線のプロット），身体所見の継続的な評価が有用なアセスメントとなる（28頁参照）．
- 間接所見としては，プレアルブミンやレチノール結合蛋白といったrapid turnover protein（38頁参照）の測定による体蛋白合成のチェックや長期集中治療管理を要する場合（もしくは入室前より低栄養である場合）には亜鉛（皮膚トラブルの原因，酵素活性の低下の要因）やセレン（心機能の低下の要因）など微量元素の評価も考慮する必要がある．

D プランニング（図1）

- 集中治療において最も大切なプランニングは，長期目標（栄養状態の改善）と短期目標を設定することである．

❖ 傷害期
- 高血糖をきたさないように安静時基礎代謝以上のエネルギー

傷害期 入室0〜2日	転換前期 入室2〜7日	転換後期 入室7〜10日
維持輸液 (48時間以内)	可能な限り経腸栄養(困難であれば経静脈栄養) TEE＝(BMR×sedation係数×stress係数)	
*血糖・電解質 を維持	*アミノ酸，ビタミン， 微量元素を添加する	*回復具合を診て 栄養投与量を増減する

異化亢進
消費エネルギー量

投与エネルギー量

安静時基礎代謝量

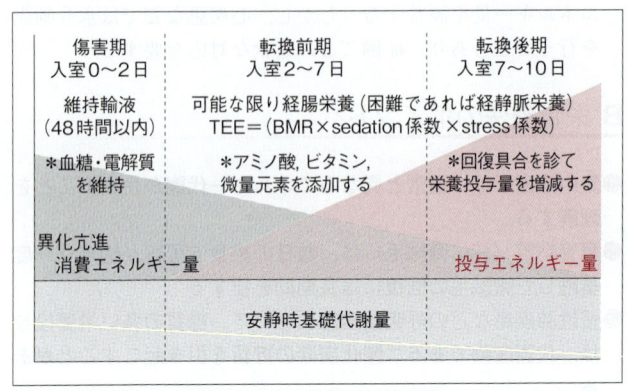

図1　集中治療におけるエネルギー代謝と栄養管理法

を糖質中心で投与する．万一，強い水分制限や高血糖状態により十分な糖質が投与できないような状況であれば，人工呼吸管理，鎮静，筋弛緩などにより必要エネルギー量を減少させる必要が生じる．

- この時期に腸管を使わず絶食にしていると，消化吸収と外界からのバリアーとして働く腸管粘膜（特に微絨毛）の萎縮を生じ，転換期での経腸栄養移行期に支障をきたす．長期に経腸栄養が行えないと判断された場合には，bacterial translocation（194頁参照）のリスクが高まるため，少量の経腸栄養もしくは，プレバイオティクス（9頁参照）のみを投与しておくことが効果的である．
- 集中治療におけるbacterial translocationは生命を脅かす重篤な感染症を引き起こすため最善予防策を講じておく必要がある．
- 傷害期の目標：合併症を起こさずに基礎代謝以上のエネルギー投与．

❖ 転換期
- 積極的な栄養管理を必要としその適切さが創傷治癒に大きく影響するため，以下の計算式を用いた必要エネルギー量の推定や間接熱量測定法を用いて必要エネルギー量を測定し栄養投与を行う必要がある．

> TEE ＝（BMR × sedation 係数 × stress 係数）（表 1）

TEE（total energy expenditure）:総エネルギー消費量（kcal/日）
BMR（basal metabolic rate）:安静時消費エネルギー（kcal/日）

- 転換前期の目標:**タンパク質合成を促すために必要なエネルギーの投与**
- 転換後期の目標:**stage 2 での再評価で追加・減量すべき栄養を投与**

表 1 stress 係数と sedation 係数について

病態およびストレス因子	stress 係数
ストレスなし	1.0～1.2
発熱＞37℃	1.0～1.2
定期・予定手術	1.0～1.2
感染（重篤でない敗血症）	1.1～1.3
心不全	1.25～1.5
侵襲的手術（長時間手術など）	1.2～1.4
敗血症	1.4～1.5
外傷，頭部外傷	1.5～1.7

＊sedation 係数:筋弛緩を含む完全鎮静下で人工呼吸管理が行われている際には，45％代謝を抑えることができるため係数として 0.55 を乗じて計算する．
（HANDBOOK OF Pediatric Intensive Care:p105, SAUNDERS）

- 栄養処方をした際には再評価が必須であり，効果的に吸収されているのか？（下痢はしていないか？ 吸収が遷延していないか？），体蛋白合成が行われているのか？（rapid turn over protein の評価など）を繰り返すことで，各期ごとの目標をクリアしているかチェックする．

Pitfall
小児集中治療においては，重篤であるがゆえに原疾患に対する治療が先行され栄養（特に経腸栄養）が見逃されがちである．現代医療が発展した今，初療における救命率が飛躍的に向上しているが，長期集中治療管理における感染症がその救命率を低下させる要因となっている．

（宮田　恵）

3 下痢・便秘

A 病態の知識

❖ 便とは
- 食物が口から入って，消化管の消化・吸収・蠕動運動の結果，肛門から出てくるのが「便」である．その内容は，主に食物繊維と腸内細菌である（図1）．

> 下痢は，正常の排便に比べ，便の水分量が増加し，排便の回数が増加している状態である．

> 便秘は，正常の排便に比べ，便の水分量が低下し，排便の回数が低下している状態である．

- ところが，正常の便の水分量を知るのは難しい．下痢の時の便は成人で200g/日，小児で10g/kg/日以上と言われている．
- 排便回数については，表1を参考に，下痢は1日に4回以上，便秘は3日に1回以下を目安にする．

❖ 下痢
- 下痢は急性（多くは3日以内に改善，1週間以内に消失），慢性（2週間以上続く）に大別される．
- 急性下痢はウイルス・細菌などの感染によるものが多い．治療は水分・電解質・栄養の補充であるが，細菌による場合は抗生物質の投与もある．通常3日以内に改善を認める．
- 慢性下痢の原因は多岐にわたるので，対処法も原因に合わせる必要がある．炎症性腸疾患，消化吸収障害，Hirschsprung病，短腸症候群，内分泌疾患などの鑑別が必要である．
- 下痢の時は，水分・電解質・栄養の喪失が問題となるため，脱水・電解質異常・体重減少に注意する．

❖ 便秘
- 便秘は機能性（食事などの生活習慣が影響），器質性（器質的疾患の存在による）に大別される．

図1　便のできかた

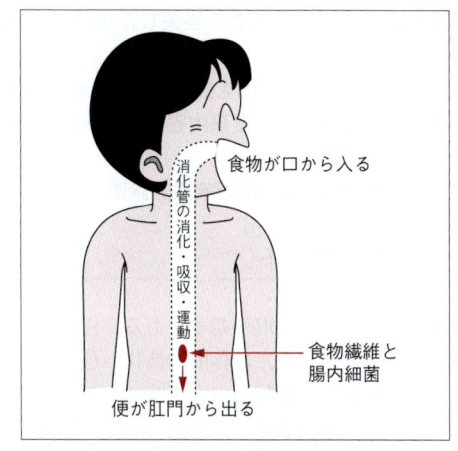

表1　小児の排便回数

年齢	排便回数（回/週）	平均排便（回/日）
3ヶ月未満（母乳）	5〜40	2.9
3ヶ月未満（ミルク）	5〜28	2.0
1歳未満	5〜28	1.8
1〜3歳	4〜21	1.4
3歳以上	3〜14	1.0

- 機能性便秘の治療は，浣腸により宿便を排出させ，食生活を含めた生活習慣を見直すこと，必要に応じて機械性下剤，刺激性下剤を投与することである．
- 器質性便秘は，原因疾患を診断してその治療を行う必要がある．直腸・肛門の解剖学的異常，Hirschsprung病，神経系疾患，内分泌疾患などの鑑別が必要である．特に3ヶ月以下の乳児では器質的疾患の頻度が高い．
- 便秘の時は，腹痛，排便痛，腹部膨満感などが問題となる．

B 栄養療法のポイント

● **消化管の消化・吸収・運動の機能と，便の成分である食物繊維・腸内細菌について考えよう．**

- 急性下痢では,急激に喪失した腸液の成分を補充すること.ORSを用いる.
- 慢性下痢では,原因を探り,それに合った栄養を見つけ出す.
- 機能性便秘では,食事内容や生活習慣を見直すこと,特に食物繊維の摂取を.
- 器質性便秘では,原因疾患を診断して,まずその治療を行う.

C アセスメント

- 詳細な病歴の聴取が基本である.症状はいつから始まったのか,排便の回数,具体的な性状,色,においなどを詳しく聞く.摂取した食物の内容,時刻などと症状の関係についても聞く.下痢の場合は,発熱,嘔吐,体重減少があるかどうかを聞く.便秘の場合は,腹痛が間欠的であるかを聞く.
- 診察上,下痢の場合に注意すべきは,水分・電解質・栄養の喪失の度合いである.特に脱水の程度を把握すること(表2).
- 便秘では,腹部触診で便塊を触れる.

Pitfall
保護者の「下痢しています」,「便秘です」の言葉を鵜呑みにしないこと.特に乳児期には便の性状や回数が変化しやすく,それが正常範囲内であることも多い.

Memo capillary refilling time(毛細血管再充填時間)
末梢循環不全を簡便に評価する方法で,親指の爪床部を蒼白になるまで強く圧迫し,圧迫解除後にピンク色に回復するまでの時間で判定する(表3).

Memo 皮膚ツルゴール
皮膚の張り具合.皮膚を指でつまみあげて,離した時にすぐに元に戻るかどうかを観察する.少し遅れて戻ったら,ツルゴールの低下があると表現する.

表2 乳幼児の脱水の程度と臨床症状

脱水の程度	軽症	中等症	重症
体重減少（%）	<5	5〜10	>10
不足水分（mL/kg）	50	100	150
capillary refilling time（sec）	<1.5	1.5〜3	>3
意識	周囲に関心あり	眠りがち/興奮	昏睡
脈	正常	頻脈	触れにくい
粘膜の乾燥	口唇乾燥	舌も乾燥	著明に乾燥
皮膚ツルゴール	やや低下	低下	著明に低下
涙	出る	少ない	出ない
尿量	軽度低下	低下	無尿

D プランニング

❖ 急性下痢の栄養療法

① **ORS の使用**（「下痢のときにふさわしい飲み物は？」184 頁参照）

- ORS の量は，下痢，嘔吐のつど，体重 10kg 未満では 60〜120mL，体重 10kg 以上では 120〜240mL とする．
- 嘔吐している時には，一口 5mL 程度のごく少量から頻繁に与えるとよい．

② **母乳・ミルク・食事**

- 母乳はそのまま与えるのがよい．
- ミルクでも，軽症の脱水であれば，そのまま与えてよい．
- 食事は，食欲に応じて，消化のよいものを食べられるだけ食べるのがよい．
- 嘔吐がみられている間や，重症脱水がある間は，輸液療法を行うが，改善が見られたら経口摂取は早期に再開する．

> **One Point**
>
> **ORS**（oral rehydration solution：経口補水液）
> 腸管での水分・電解質吸収のよい組成の飲料．日本では ORS 以上にスポーツドリンクが普及しているが，スポーツドリンクでは塩分が少なく糖分が多いため，ORS を用いるのが基本である．医薬品としてはソリタ T2 顆粒，市販品としては OS-1 がある．

❖ 慢性下痢の栄養療法

> **☞ 考えるポイント**
> ・消化管の消化・吸収・運動の機能に問題があるのか？
> ・食物繊維・腸内細菌の問題か？
> ・経腸栄養の場合には，注入スピード，温度，浸透圧を確認．
> ・アレルギーはないか？

- 消化・吸収の機能が全般に低下している場合には，消化を必要としない成分栄養剤を使用する．
- 一時的な消化機能の低下の場合には，便検査でクリニテスト，糖，蛋白，脂肪，潜血などを確認する．必要に応じて消化酵素・乳糖分解酵素を投与する．一時的に乳糖不耐症になっている場合があり，乳糖を含まない栄養剤・薬剤を用いるようにする．
- 運動機能が亢進している場合に，止痢剤を使うこともあるが，感染など原因がある時には治癒を遅らせる危険がある．
- 食物繊維の摂取量を増やす（多すぎると下痢になることもある）．腸内細菌叢を正常化するために，乳酸菌，ビフィズス菌，オリゴ糖などを摂取する（オリゴ糖も多すぎると下痢になることがある）．
- 注入スピードが速すぎる場合は，ゆっくり注入する．
- 経腸栄養剤の温度は，室温でよい．
- 成分栄養剤をはじめとして浸透圧の高い栄養剤は，下痢の原因となることがある．浸透圧の低い栄養剤に変更できる場合は変更する．できない場合は，水で薄めて浸透圧を下げる．
- 特定の成分（栄養剤では牛乳・大豆の成分）にアレルギーがある場合には，その成分を除去すると症状の改善を得ることができる．長期的には少量ずつ摂取するようにして，その成分を摂取しても症状が出ないようにしたい（152頁参照）．

❖ 便秘の栄養療法

- 食物繊維の多い食事を摂るようにする．豆類，イモ類，干しプルーン，バナナ，野菜，きのこ，海草など．
- 腸内環境を正常化するために，乳酸菌やビフィズス菌，オリゴ糖，食物繊維を摂る．

（高増哲也）

4 消化器内科の疾患

炎症性腸疾患

A 病態の知識

- 炎症性腸疾患（inflammatory bowel disease：IBD）は原因不明の腸管の慢性炎症性疾患で潰瘍性大腸炎とクローン病が含まれる．
- 潰瘍性大腸炎は主に大腸粘膜を炎症の主座とするが，クローン病は口から肛門までの全消化管に病変が出現しうる．特に消化吸収の主要な役割を担う小腸の病変は，そこを通る栄養の影響を受けやすく，栄養療法がより重要となる．
- 栄養面での合併症の原因として，不十分な栄養摂取，吸収障害，慢性炎症による栄養必要量の増加，長期の副腎皮質ステロイド使用などがあげられる．
- 小児 IBD の治療のゴールは，寛解導入と再燃・再発・合併症の予防のみならず，二次性徴を含めた正常な成長と発達を達成することにある．

B 栄養療法のポイント

- 栄養療法の目的は，適切な量のエネルギー，ビタミン，ミネラルを供給し，特定の栄養欠乏を補正することである．
- 成分栄養剤（elemental diet：ED）であるエレンタール®・エレンタールP®，消化態栄養剤であるエンテルード®，ツインライン®があるが，後2剤は脂質含有量が多いため，わが国では，寛解導入時には ED を用いることが多い．
- ED は腸管を安静に保ち，抗原刺激を除去することで，炎症蛋白漏出を改善し，粘膜治癒に至らせることができる．
- クローン病における栄養療法は，ステロイドの使用と同等の寛解導入効果をもつ．栄養療法は寛解導入だけでなく，寛解維持にも有効だが，特に成長期にある小児ではその継続は容易ではなく，十分な患者指導や，栄養方法の工夫，家族の協

力が重要である．

C アセスメント

- IBD の診断には内視鏡や造影による全腸管の評価が不可欠で，高度活動病変，小腸病変，狭窄病変，瘻孔形成がある患者では，より積極的な栄養療法が必要である．
- 下痢，血便，腹痛，体重増加不良，成長障害といった症状と徴候を明確にする必要があり，特に小児では，成長曲線による成長評価が不可欠である．
- 栄養状態の評価には，rapid turnover protein（プレアルブミン，レチノール結合蛋白，トランスフェリン），総コレステロール，中性脂肪，血中脂肪酸分画，ビタミン（サラゾスルファピリジン投与時の葉酸欠乏，回腸病変があるときや回盲部切除後のビタミン B_{12} 欠乏，脂溶性ビタミン欠乏など），鉄代謝（鉄，TIBC，フェリチン），微量元素（亜鉛，セレンなど）の評価を病態を考慮して行う必要がある．
- 骨年齢，骨塩定量，ビタミン D，カルシウム，リンなどの骨代謝の評価も重要である．

D プランニング

- 栄養療法の適応は，疾患や病態により変わってくるが，慢性の炎症性疾患として適切な栄養管理が不可欠である．

❖ クローン病
- 小児では，診断時ならびに活動期には，絶食として，ED による経腸栄養療法を行うことを原則とする．
- ED は浸透圧性の下痢を起こしやすいため，導入時には低濃度（0.5kcal/mL）で開始した後，1～2 週間かけて，濃度を漸増（0.75kcal/mL → 1kcal/mL）し，1 日の全必要エネルギー量まで増量していく（学童では 50～60kcal/kg/日）．
- ED の味が苦手な患者には，フレーバーを混ぜたり，ゼリーやムース，またはシャーベットにすることでコンプライアンスをあげることができる．経口摂取が難しい場合は，積極的

に経鼻胃管を用いる必要がある．
- ED は脂質の含有量が少ないため，単独で使用する場合には，必須脂肪酸欠乏の予防のために，脂肪製剤（20％製剤を5〜10mL/kg/日，週に1〜2回）を経静脈的に補う必要がある．
- 重症例では，絶食での完全中心静脈栄養を選択する．
- 寛解維持できている患者では，ED によるエネルギー摂取を100％から70％，そして40〜50％と漸減する一方で，低脂肪・低残渣食を漸増していく（図1）．腸管の線維化や狭窄のない患者では，低残渣食である必要性は乏しい．
- 長期寛解維持には，1日30kcal/kg 以上の ED 摂取が有用であるが，味の良い，半消化態の栄養剤の使用も選択肢となる．また，思春期以降の児では1日の脂質摂取量を30g/日以内に抑えることで再燃率が抑えられる．
- 長期栄養療法管理に伴う合併症として，必須脂肪酸欠乏，ビタミン・微量元素の欠乏に注意する．適宜，モニタリングしながら補充を行う．

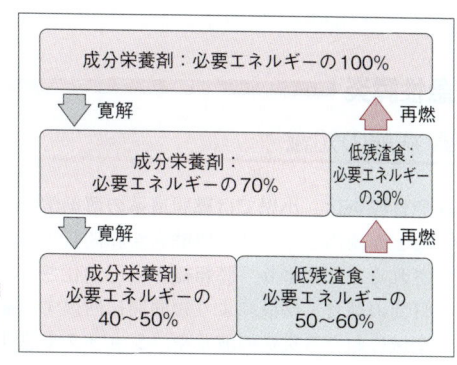

図1 sliding method
（松枝ほか：J.J.P.E.N., 1985 より）

❖ 潰瘍性大腸炎

- 大量出血，腸閉塞，中毒性巨大結腸症，穿孔などは経腸栄養の禁忌となる．
- 重症例・劇症例では，絶食での完全中心静脈栄養を選択する．
- 腸炎の活動期では，ED の併用，低脂肪・低残渣食として，腸管の負担を減らすようにし，腹痛や下痢，粘血便が改善したら，徐々に食事を開始する．

- 寛解が維持できている場合,積極的な食事療法は要さないが,栄養のバランスを考慮した適切な栄養補充が必要である.
- 特に慢性持続型の症例では,鉄欠乏性貧血の合併が多く,鉄剤の投与を検討する.

> **Pitfall**
> 免疫調節薬と生物学的製剤をはじめとする,内科的治療の進歩は,IBD診療における栄養療法の比重を小さくしたが,特にクローン病では,慢性進行性疾患として,内科的治療に栄養療法を併用する効果と安全性は強調されるべきである.治療開始時に栄養療法による寛解導入・維持を経験した患者は,再燃時の栄養療法の再開に抵抗感が少ないが,当初,積極的な栄養療法を導入せずにステロイドやインフリキシマブなどによる寛解導入と維持を行ってきた患者では,栄養療法を新たに導入することに抵抗感をもつことが少なくない.
> 発症・診断時に,栄養療法を適切に行うことが,患者の栄養療法の維持・コンプライアンスにとって重要である.

急性膵炎

A 病態の知識

- 急性膵炎は,小児では膵胆道系の解剖学的異常や感染,薬剤などが誘因となって,膵酵素が膵間質組織内で異常に活性化されることにより,膵組織が自己消化される疾患であり,数日間の絶食・輸液により短期間に回復する症例から,腹腔内全域にわたる炎症の波及や,ショックや急性呼吸窮迫症候群 (acute respiratory distress syndrome:ARDS) などの多臓器不全をきたす重症例まで多岐にわたる.

B 栄養療法のポイント

- 初期治療の基本は,絶飲食と十分な輸液である.膵外分泌を抑制し膵臓を安静に保つことが重要である.
- 絶食や食事制限が長期間にわたり,栄養供給が不十分だと,

有意な体重減少と栄養状態の悪化をきたすことがある.
- 急性膵炎の重症例では，出血を伴う上部消化管病変（胃潰瘍，十二指腸潰瘍）や，麻痺性イレウスなどの合併により，経口摂取が困難な状態にあることも多く，治療上，高カロリー輸液（total parenteral nutrition：TPN）を必要とすることが多い．一方，長期間のTPNは，腸粘膜を廃用性に萎縮させ，腸管免疫機能とバリア機能が低下すると，bacterial translocation（194頁参照）を惹起して，重篤な感染症や致命的な臓器不全に至ることもある．
- 早期からの経腸栄養の再開が，感染症の合併リスクを減らし，入院期間の短縮にもつながる．一方で，膵炎発作再燃のリスクでもあり，飲水や食事の再開は，腹痛などの症状や検査値を参考に慎重に進めることが重要である．

C アセスメント

- アミラーゼ，リパーゼのモニタリングに加えて，腹痛などの症状，腹部エコー，腹部CTによる画像評価による重症度の評価が必要である（アミラーゼ，リパーゼ値は重症度を反映しない）．

D プランニング

- 血中膵酵素の値が低下傾向にあり，全身状態良好で，かつ腹痛が消失していれば，飲水を開始する．
- 臨床的に大部分を占める軽症例では，血中のアミラーゼとリパーゼの値が正常上限の2倍以下で，炎症反応が沈静化していれば糖質主体の流動食の開始が可能で，その後，5分粥，全粥へと進めていく．重症例では経口摂取が困難なことが多いが，bacterial translocationによる重症感染症の合併が問題となるため，早期の経腸栄養併用の重要性が提唱されている．
- 経腸栄養剤としてアミノ酸ベースで脂質の少ない成分栄養剤（ED）であるエレンタール®の使用も，膵酵素の活性化を惹起しないため有用である．
- 循環動態が安定した時点でのEDの開始が考慮されるべきで

あるが，イレウスを合併していたり，容易に膵炎の再燃傾向がみられる症例では，十二指腸遠位部より肛門側に経腸栄養チューブの先端を留置することで，膵酵素分泌の刺激を最小限として，経腸栄養療法の維持が可能となる．
- ED は高浸透圧性の下痢をきたすことがあり，導入時は低濃度で緩徐に注入し始め，段階的に濃度と速度を上昇させることが有用である．また，状態が安定したら，数日ごとにチューブの先端を，空腸，十二指腸，胃と引き上げていき，症状や病態の増悪がないことを確認してから経口に切り替えることも勧められている．

> **Memo** 膵炎の栄養管理では低脂肪食が基本であるが，必須脂肪酸欠乏のリスクもあり，定期的に経静脈的に脂質を投与する必要がある．また，消化吸収に膵酵素を必要としない中鎖脂肪酸（MCT）（120頁参照）の投与も有用である．

慢性膵炎

A 病態の知識

- 慢性膵炎は膵臓の持続的な炎症とそれによる組織障害で，膵内・外分泌機能不全をきたす．
- 膵炎の進行に伴い，膵外分泌機能の代償される「代償期」，「移行期」，そして膵実質の破壊と線維化により膵内外分泌機能が廃絶した「非代償期」と病態が変化する．

B 栄養療法のポイント

- 慢性膵炎における治療の目的は，急性増悪の予防，膵機能の修復，栄養状態の改善である．
- 栄養療法としては，代償期は膵炎発作の再燃予防が重要であり，非代償期では栄養状態を良好に保つことが目的となる．

C アセスメント

- rapid turnover protein（プレアルブミン，レチノール結合

蛋白，フェリチン），総コレステロール，中性脂肪に加え脂肪酸分画，脂溶性ビタミン，微量元素の測定や合併症のモニタリングを行うことが重要となる．

D プランニング

❖ 代償期
- 急性増悪の予防として，膵外分泌刺激を最小限にすることが基本となる．脂質を多く含む食事の摂取は膵外分泌を強力に刺激するため，腰背部痛があるときや膵炎発作時には摂取脂質量を制限（成人で30g/日以下）する．
- 胃酸分泌抑制のため，味付けの濃いもの，咀嚼回数が多くなるものは避けたほうがよい．少量・頻回食も有用で，結果的に，1日の食事摂取を少なくすることも可能となる．
- 脂質は，中鎖脂肪酸（MCT）を用いることで，膵酵素の分泌を増やすことなく，エネルギー摂取量を維持することが可能である．
- 膵炎発作のない安定した時期の過度な脂質制限は，栄養不良や，必須脂肪酸欠乏や脂溶性ビタミン欠乏の原因ともなる．非発作時には，健常者と同程度のエネルギー・脂質量を摂取してもよい場合もあるので，注意する．

❖ 非代償期
- 膵外分泌機能不全による脂質を中心とした栄養消化吸収障害と膵内分泌不全による糖尿病が顕在化する．
- 膵外分泌能が10%以下になると脂肪便が出現する．脂肪便を呈する患者では，脂質のみならず，タンパク質や炭水化物の消化吸収も障害されていることが多い．
- 栄養不良にならないために，消化酵素補充療法とインスリン補充療法，食事療法が適切に行われる必要がある．
- 消化酵素の補充は，便中脂質量を参考に適宜，増量する．常用量より多く必要なことも多い．
- 脂溶性ビタミンやセレンなどの微量元素が不足する場合も多く，血中濃度をモニターしながら，適宜補充する．

（新井勝大，清水泰岳）

5 肝・胆疾患

肝不全

- 肝臓は体内最大の器官であり，代謝や排出などのさまざまなはたらきをもち（表1），生命維持に不可欠の臓器である．

表1 肝臓のはたらき

1	代謝機能	糖質代謝	ブドウ糖の取り込み，解糖酸化・新生，乳糖・果糖の代謝
		脂質代謝	脂肪酸・中性脂肪・リポ蛋白の合成，コレステロール，リン脂質の合成
		タンパク質・アミノ酸代謝	アミノ酸代謝，アンモニア処理，タンパク質の合成・分解，アルブミン，凝固因子・アンチトリプシン・トランスフェリンなどの合成
		ビタミン・ホルモン代謝	ビタミンの活性化・貯蔵，ホルモンの活性化・分解
2	胆汁への排泄機能		胆汁酸生成分泌，コレステロール，リン脂質，ビリルビン分泌
3	解毒機能		薬物代謝，グルクロン酸抱合，アルコール代謝，クッパー細胞の食作用
4	循環調節作用		門脈系血流を大循環に移す，類洞微小循環の調節
5	免疫能		細網内皮系など

- 肝不全とは肝機能が70%以上喪失した状態である．食欲不振，黄疸，腹水，神経症状，凝固障害などを呈する．肝不全には急性型（主に劇症肝炎）と慢性型（主に肝硬変）があり，治療法や予後が異なる．
- 小児の急性肝不全の原因としてはウイルス感染，薬剤性，先天代謝異常，循環不全，自己免疫性など多岐にわたっている．一方，慢性肝不全は胆道閉鎖症，胆汁うっ滞症候群などによる胆汁性肝硬変でみられる．
- エネルギー代謝が亢進しており，安静時の約1.5倍のエネルギーが必要とされる．
- 生理的なエネルギー基質としての糖質の利用効率は低下し，

筋肉などに蓄積する体蛋白の異化亢進がみられる．
- 分岐鎖アミノ酸（branched chain amino acid：BCAA）のエネルギー源として利用率が増大するため，血漿BCAAは低下する．それに対して，芳香族アミノ酸（aromatic amino acid：AAA）は主に肝で代謝されるため，肝不全時にはクリアランスが低下し，血漿AAAは増大する．そのため，Fischer比で表される分岐鎖アミノ酸（BCAA）と芳香族アミノ酸（AAA）の比率が低下する．
- アラキドン酸・エイコサペンタエン酸などの不飽和脂肪酸は低下がみられ，プロスタグランジン代謝やサイトカイン，免疫機能に影響を及ぼす．

One Point　Fischer比とは
BCAA/AAA，すなわちバリン＋ロイシン＋イソロイシン/フェニルアラニン＋チロシンのモル比に反映される．正常では3〜4でほぼ一定であるが，肝不全時には低値（<1.8）となり，特に肝性脳症出現時には1.0以下になる．

慢性肝不全（胆道閉鎖症について）

A 病態の知識

- 胆道閉鎖症とは新生児・乳児期にみられる最も多い外科的黄疸疾患である．先天的あるいは生後しばらくして肝外胆管が閉塞し，黄疸や灰白色便，肝機能の悪化をきたす．救命のためには手術が必要である．
- 術後も上行性胆管炎，門脈圧亢進，食道静脈瘤，肝機能障害の増悪などの合併症があり，生涯にわたる管理が必要である．
- 胆汁の腸管への排出が減少し，そのため脂質（主に長鎖脂肪酸）と脂溶性ビタミンの吸収障害を生じる．
- カルシウム，リン，マグネシウム，亜鉛，セレンなどは吸収障害のため減少する．一方で銅，マンガン，アルミニウムは主に胆汁から排泄されるため，体内に蓄積する傾向になる．

B 栄養療法のポイント

- 状態は安定していても低アルブミン血症，タンパク質の異化亢進，血漿アミノ酸不均衡は存在しており，きちんとした栄養評価が必要である．
- 十分なエネルギー（通常の所要量の120～150％），タンパク質，中鎖脂肪酸，必須脂肪酸の補充が必要である．
- 脂溶性ビタミン（ビタミンA, D, E, K），ミネラル，微量元素欠乏の予防・補正を行う．
- 中鎖脂肪酸は胆汁がなくても吸収されるため，胆汁うっ滞時にも十分なエネルギー源となる．

C アセスメント

- 定期的な採血で，血算，肝機能・ビタミン・微量元素・Fischer比などを評価する．また，身体計測などの定期的な栄養状態の評価も重要である．
- 定期的に腹部超音波検査，上部消化管内視鏡検査を行い腹水の有無，肝臓の状態，脾腫や食道静脈瘤などの門脈圧亢進症の評価を行う．

D プランニング

- 一般に病状が安定した状態では厳密な食事療法は必要ではない．しかし不足しがちな脂溶性ビタミンや微量元素の内服は継続して行う．
- Fischer比低下例ではBCAAを多く含む栄養剤の投与を行う．
- 便秘は腸内でのアンモニア産生を増やすため食物繊維の積極的な摂取を心がける．必要なら緩下剤の投与も行う．
- 食道静脈瘤があれば固いものや刺激物の経口摂取は控える．
- 症状が進行して腹水が出現した場合は塩分制限や利尿剤の投与が必要になることがある．また肝性脳症発症時にはタンパク質摂取制限やラクツロースの投与を行う．
- 非代償性肝硬変例やコントロール困難な消化管出血が出現した場合などは肝移植を検討する．

（中尾　真）

6 消化器外科の疾患

❖ 主な疾患
[ヒルシュスプルング病]
- 腸管の神経節細胞が先天的に欠如しているため蠕動が起こらず，多くは出生直後から強い便秘を起こす疾患である．
- 排便管理として浣腸や洗腸を行う．排便コントロールが可能であれば通常の経腸栄養を行う．
- 排便コントロールが困難であれば，便量を減らすため成分栄養剤の使用や静脈栄養を行い栄養状態の改善や体重増加を目指す．

[腸閉塞]
- 原因はさまざまであるが，絶食・静脈栄養が必要である．絶食が長期にわたる場合は中心静脈カテーテルからの高カロリー輸液を行う．また，保存的治療が無効の場合や腸管絞扼を認める場合は速やかに外科的治療を行う．

短腸症候群

A 病態の知識

- 短腸症候群とは通常，小腸の大量切除に伴う消化吸収障害の状態と定義される．症状としては，下痢，体重減少，脱水，栄養障害がみられ，小児では成長発達障害に陥り，さまざまな栄養素の欠乏症状をきたす．
- 一般に残存小腸が50％以下になると吸収障害が出現し，20～30％以下になると重篤な吸収障害をきたす．
- 短腸症候群の原因疾患としては，壊死性腸炎，中腸軸捻転，多発性小腸閉鎖，ヒルシュスプルング病，クローン病，外傷，腫瘍，血管性病変などがある．
- 消化吸収障害の程度は，残存小腸の長さ，回盲弁の有無，残存小腸の病変の有無，腸切除後の経過時間，残存小腸の順応(adaptation)の程度，切除小腸の部位などにより影響を受ける．
- 発症からの経過時間により3病期に分けられる．

第1期：蠕動亢進期（術後1〜30日）
多量の下痢に伴う水分と電解質の喪失が起こる（intestinal hurry）．中心静脈カテーテルを用いた高カロリー輸液（total parenteral nutorition：TPN）管理が必要である．

第2期：回復順応期（術後1〜3ヵ月）
残存小腸が再生し，吸収能・下痢が改善してくる．経腸栄養を積極的に進めていく．

第3期：安定期（術後3〜12ヵ月）
腸管が十分に適応してくる．下痢がコントロールされ，経口摂取を増やすことが可能となる．残存腸管の適応次第でTPNからの離脱が可能である．しかし，脂質の吸収障害は残存することが多い．

B 栄養療法のポイント

- 栄養管理で最も重要なことは，いかにTPNから離脱させ，完全経腸栄養に移行させることができるかである．そのためには残存腸管の順応が重要である．
- 腸管大量切除後早期は高カロリー輸液による栄養管理が必須であるが，長期の高カロリー輸液はカテーテル感染による敗血症や胆汁うっ滞に伴う肝機能障害を合併することが多い．
- 経腸栄養でも成分栄養だけの投与では腸管粘膜の萎縮は防ぐことはできず，食物繊維を投与する必要がある．
- 消化管内細菌による発酵で食物繊維から短鎖脂肪酸が生成される．この短鎖脂肪酸は腸管粘膜細胞（主に結腸）のエネルギー源であり，腸粘膜増殖を促進する．また，腸管の血流を増加し，腸管順応を促すといわれている．
- 術後早期の不用意な腸管への負荷は下痢の増悪を招き，腸液喪失に伴う脱水やアシドーシスを招き，それが数ヵ月続くこともある．

C アセスメント

- 便量，尿量の測定は重要で毎日行う．また，経鼻胃管などを留置している場合はその排液量も考慮して，脱水などの評価

を行う.
- 定期的に採血を行い,栄養状態(総蛋白,アルブミンなど),電解質,微量元素,肝機能,腎機能の評価を行う.
- 体重の増加や発育が栄養療法の最終的な指標となる.
- アミノ酸の一種であるシトルリンは小腸の絨毛上皮細胞で吸収され,その血中濃度は短腸症候群における残存小腸機能を反映するといわれている.

D プランニング

- 一般的には高カロリー輸液と経腸栄養を組み合わせて栄養管理を行う.消化吸収障害がなければ,経腸栄養を増量していく方針とする.
- 下痢などによる水分・電解質の喪失に対してはその量に応じて点滴から補正を行う
- 高カロリー輸液による肝機能障害が出現した場合は輸液のカロリーダウンを試みる.また休肝期を作るようサイクリックの導入も検討する.
- カテーテル感染が疑われた場合は抗生物質投与を行うが,感染のコントロールが困難な場合はカテーテルの抜去を躊躇してはならない.
- プロバイオティクス(9頁参照)を投与して腸内微生物環境を改善することにより,低栄養の改善や重症感染症罹患頻度の低下が報告されている.
- TPNからの離脱が困難な症例では状態が安定した時点で在宅静脈栄養に移行させる.

Memo 短腸症候群に対する外科治療

- 腸管延長術:常に腸管内容が停滞する短小腸の拡張腸管に対して腸管の縫縮と延長を同時に行う腸管延長術が適応となることがある.
- 小腸移植:静脈栄養から離脱できない症例,TPNによる進行性の肝障害例,中心静脈へのアクセス消失例などが適応となる.しかし,ドナーなどの問題から全症例が享受できる治療ではなく,移植後も拒絶や易感染性などの長期的な問題も残されている.

(中尾 真)

7 心疾患

A 病態と栄養管理

- 小児心疾患には，先天性心疾患，後天性心疾患（急性心筋炎，川崎病など），不整脈などがあり栄養管理について問題をもつ症例の多くは，先天性心疾患（特に複雑心奇形）である．

> 心疾患に対する栄養管理で悩んでいる問題は，
> ・心不全により成長・発達が悪いうえ，強い水分制限を必要とする．
> ・食欲もあまりなく，食事指導が難しい．
> である．

- 小児心疾患の栄養障害は，以下の4つの病態により引き起こされている．(1) うっ血性心不全，(2) チアノーゼ，(3) 肺高血圧，(4) 染色体異常
- 4つの病態ごとに栄養障害の要因が異なる．

❖ うっ血性心不全の場合

- 正常の小児と比較して心臓が消費するエネルギー量は亢進しており，最大5倍の基礎代謝量といわれている（エネルギーを心臓で消費して，成長することができない）．また，食事摂取量も少なく効果的にエネルギー摂取ができない．

> ・通常基礎代謝の1/10が心筋需要であるが，うっ血性心不全では1/3まで上昇している（呼吸努力，心筋酸素需要増加，自律神経亢進）．
> ・満腹中枢の調節が不安定であり，空腹を感じにくい状態である．

❖ チアノーゼの場合

- 静脈うっ滞が起き腸管壁/粘膜肥厚により，吸収障害となる．
- 肝腫大を認める場合には腹部臓器の圧迫により胃の容量/クリアランス低下をきたす．
- 心筋のエネルギー代謝が遊離脂肪酸から炭水化物中心へシフトする（胎児循環の状態に戻り必要エネルギー量を補うよう

に適応する).
- 長期にチアノーゼが続くとIGF-1の産生低下により成長障害を引き起こす.

❖ 肺高血圧症の場合
- 肺高血圧が静脈うっ滞を引き起こし,腸管壁/粘膜肥厚により,吸収障害となる.また,肝腫大を認めた際には腹部臓器の圧迫により胃の容量/クリアランスが低下する.
- 長期にチアノーゼが続けばIGF-1の産生低下により成長障害を引き起こす.

❖ 染色体異常の場合
- 小児心疾患,特に複雑心奇形には染色体異常を合併することがあり,その際には心疾患による成長障害なのか,染色体異常に伴う成長速度なのかを確認することが大切である.十分な問診と身体測定,成長曲線のチェックを行う必要がある.

> **Memo** IGF-1
> IGF-1 (insulin-like growth factor-1) はインスリン様成長因子1といわれ,主に肝臓で成長ホルモンによる刺激の結果,分泌される.IGF-1は,細胞成長(特に神経細胞)と発達に関与している.

B 栄養療法のポイント

- ●成長曲線をプロットし,心疾患に対する治療と栄養障害の程度を比較する.
- ●心疾患の低栄養を病態により鑑別し,適切な治療につなげることを意識する.
- ●栄養必要量の推定に心不全の程度が重要であり,心不全の程度を把握する.
- ●強い水分制限を必要とする場合は,それぞれの目標にあった栄養処方を行い,場合によってはMCTオイルなど組み合わせて低水分・高エネルギー投与を行う.

> **MCT オイル**
>
> MCT (medium chain triglyceride) は中鎖脂肪酸であり,脂質のみを含有しナトリウムを含まない.心疾患に対しては高エネルギーとして水分制限が必要な場合にミルクなどに添加して用いられる.一般的には,ミルク 100mL に対してオイル 2mL の割合で混合することが多い.

C アセスメント

- 詳細な病歴聴取が基本であることは同様であり,心疾患に対する治療経過と成長を比較することが現状を把握するうえで最適である.
- 心疾患では,前述のように疾患ごとに栄養障害を引き起こす原因が異なっているため,その表現型も異なる.心不全型とチアノーゼでは,体重/身長比や手術後の成長回復の程度などが異なる(表1).
- 一般的に身長よりも体重増加に影響が出やすく(治療による体重コントロールも大きく影響する),長期に低栄養状態が続くときには身長も影響される.
- 心不全患者の亢進した総消費エネルギー量の推定は困難であるが,心不全の重症度から推定することができる(表2).

表1 栄養障害のパターン(病態による比較)

	心不全型 例:心室中隔欠損症	チアノーゼ型 例:ファロー四徴症
体重/身長比	⇊	⇒ (心不全なし) ⇓ (心不全あり)
術後の成長回復	⇈	⇒ (術前心不全なし) ⇓ (術前心不全あり)

表2 小児心不全患者の栄養必要量(乳児期)

心不全の程度	栄養必要量
心不全なし	108〜117kcal/kg/日
軽度〜中等度	130〜150kcal/kg/日
中等度〜重度	175〜180kcal/kg/日

そのため，心不全の重症度と治療効果を十分に把握しておく必要がある．

D プランニング

- 心疾患の栄養管理は，術前（治療前），術後（治療後）で分けて考えることで，適切なプランニングが可能となる．

❖ 術前（治療前）目標
- 体格を大きくし（体重増加），次の治療ステップに進むことを目標としていることが多く，適切な体重増加を期待する．しかし，栄養必要量が150kcal/kg/日を超えている場合には，栄養療法のみでそれを補うことは難しく，治療により心不全を軽快させ必要エネルギーを減少させる必要がある．
- もし治療によるそれが望めない場合には，体重増加を目指すのではなく，心臓に最低限必要とされるエネルギー（基礎代謝の1/3）以上を目標に可能なかぎりの栄養を投与しつつ，術後（治療後）の回復を促進する栄養管理に転換すべきである．

❖ 術後（治療後）
- 栄養必要量が減少し栄養療法で体重増加を期待することができる．この時期では，年齢・体格にあった基礎代謝量（および必要エネルギー）を推定するためにはTEE（99頁参照）や間接熱量測定による測定を行う．
- 栄養処方の基本は，可能なかぎり低水分かつ低ナトリウムの食事を意識することが必要である．

> **Pitfall**
> 心疾患患児を「成長が遅い」「発達が悪い」で片付けるのではなく，病態を見直すことで適切な判断ができ，栄養処方を改善させることができる．しかし，栄養管理のみですべてを是正することもまた困難であるため，治療経過や現在の状況を適宜考慮して栄養管理の目標を変更する必要もある．

（宮田大揮）

8 重症心身障害児

A 病態の知識

❖ **重症心身障害児とは**

> 重度の知的障害と運動障害を併せもつ状態を表し，原因疾患は多様である．運動は寝たきりか座位（身体障害1級2級相当）まで，IQ35以下（学齢以降では単語がないレベル）の重複障害をもつ．

- 原因は中枢神経系主体の障害や疾患であり，てんかん・嚥下障害・睡眠障害・視覚聴覚障害なども合併する．
- 運動障害や筋緊張異常が続き，手足や体幹の変形，拘縮を伴ってくる．左右非対称な体つき，反り返った頭・体幹，側彎，股関節脱臼，手足の拘縮などさまざまである．
- この変形や筋緊張異常，嚥下障害などから，ガーガー・ゼイゼイ，気道の閉塞症状を示す．誤嚥や胃食道逆流症（gastroesophageal reflux disease：GERD）も絡み，気道分泌物増多，肺炎繰り返しなど，ますます呼吸障害，消化器障害，嚥下障害を強める悪循環となる（図1）．

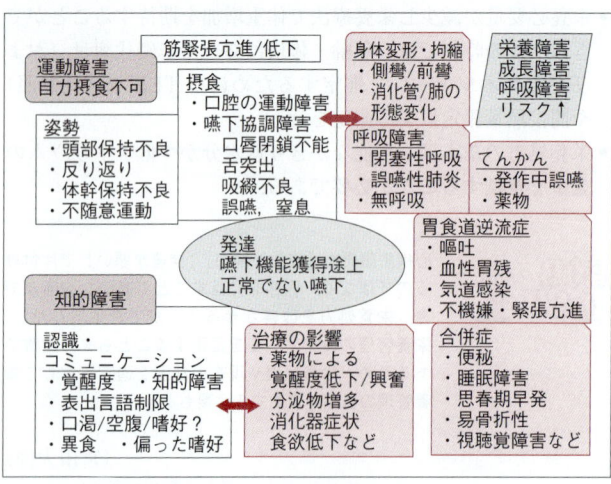

図1 重症心身障害児の栄養にかかわる症状

3. 各種疾患・病態における小児栄養管理　123

- 超重症児, 準超重症児：近年, 濃厚な医療・介護（酸素療法, 気管切開, 喉頭気管分離術, 肺理学療法, 人工呼吸管理, 胃瘻造設など）を必要とする重症例が増している.

> 重症心身障害児の特徴は
> ① 運動・知能障害のみならず全身の症状が相互に影響し合う.
> ② 一個人の中にも時期的変化がある. また, 個々に多様性がある.
> ③ 栄養管理を他者に委ねた状態が長期間にわたり続く.

Memo　超重症児, 準超重症児
超重症児スコアにより, 呼吸・食事・その他（導尿, 過緊張, 体交, 透析）の項目ごとにケア度を点数化し, 合計点から25点以上は超重症児, 10点以上が準超重症児とされる.

❖ 栄養障害の原因
① 病的要因
- 知的障害, てんかん："食べる""食物"の認識や意欲に影響する. 偏りのある食習慣や異食の問題へもつながる.
- **摂食嚥下障害**：開口し捕食, 咀嚼, 送り込み, 嚥下までの口腔・嚥下機能障害による. 経口摂取が可能でも食形態をキザミやミキサーにしたり, 水分はトロミをつけるなどの工夫や, 介助法などの見直しが必要となる. 経口摂取ができない場合は, 経管栄養となる.

> [経管栄養導入の目安]
> ・摂取状況：むせ, 食後の咳やゼロゼロ, 食事時間が長い（3時間/日以上）, 窒息危機
> ・体重増加不良や減少
> ・誤嚥性肺炎の反復

- **筋緊張亢進**：摂食時, 頭部正中位固定が難しい. 頭部後屈伸展位ではスムーズな嚥下はできず, 閉塞呼吸も加わる. また, 口腔内の協調運動も阻害され舌突出, 過咬位となる. 腹圧亢進, 閉塞呼吸がGERDをさらに悪化させる. 消費エネルギー増大の大きな要素.
- **呼吸障害**（肺炎や気管支炎の繰り返し）
  誤嚥＝経管栄養ではない. 咳で喀出できる間は気道感染も起

こさないが，誤嚥の繰り返しは加速度的に気道保護力を弱める．いったん咳反射がなくなっても誤嚥を減らすことで回復する．早めの対応が勧められる．

- **胃食道逆流症（GERD）**（70頁参照）

  逆流性食道炎，消化管出血，呼吸障害増悪につながる．症状として嘔吐，吐血，コーヒー様残渣は明らかだが，不機嫌，啼泣，逆流物誤嚥による気道症状(喘鳴，肺炎，無呼吸など)，過緊張なども胃食道逆流（GER）の症状となる．過緊張（腹圧亢進）や陥没呼吸により，GERも強まり，ますます消耗していく．薬物治療，外科治療とともに呼吸障害への対応も必要である．

② **医原的要因**
- 多種薬剤使用，長期経腸栄養管理

③ **社会的要因**
- 介護者の健康状態など

> **Memo　喉頭気管分離術**
> 誤嚥による肺炎反復，吸引頻回な場合は，気道確保やクリアランス改善目的の単純気管切開のみでなく，喉頭気管分離術を行う．咽頭から気管への通路を閉鎖し，気道と食物の通り道を分離する．誤嚥関連症状には非常に有効な治療であるが，発声不可となる．

B 栄養療法のポイント

- 個別対応が原則．
- "栄養"にかかわるどの部分がどう障害されているのかを判断し，小児期の特徴である成長に配慮した対応を選択する．
- ●**栄養摂取ルートは？** 経口摂取・併用・経管栄養・胃瘻・腸瘻・空腸栄養，静脈栄養などについて，まず考える．
- ●**経口の場合**→食物形態・水分はどうする？ 摂食場面での姿勢・介助方法・一回摂取量・器具などについて評価し，適切な選択をする．
- ●**経管栄養の場合**→栄養剤の選択，アクセスルートの選択について考える．アクセスルートが経鼻経管では液体，胃瘻では半固形態まで選択肢が広がる．食事ミキサー，食品の流動食，

半消化態栄養剤，消化態栄養剤，成分栄養剤の順で"食事"から離れる．個々の症状，腸管の状態で選択する．
- ●投与量は栄養評価を繰り返し，各人の状態に応じた食物種類，投与ルートとともに見直しながら進める．不足の補充を見落とさないよう心がける．
- ●介護者の視点，生活全般を考えた選択を心がける．

C アセスメント

① 保護者・介護者からの情報収集
- 体調は？ よく眠れますか？ 痙攣は？ 日中は元気に活動できますか？ 注入中や前後では泣いたり，ドキドキしたりする（ダンピング症候群）？ 胃残は？ 便は毎日，どんな便？……訴えられない子どもたちの声を想像して聞き出そう．

② 計測
- 体重，身長（重症心身障害児の身長計測法），成長曲線に記録すること．小児期の重症心身障害児では最も大切である．経時的変化を評価しながら栄養を管理できる．
- Waterlow の分類による評価（25 頁参照）：体重身長比（身長当たりの標準体重に対する割合）を用いる．70％以下では褥瘡，感染症など臨床症状を伴いやすくなり，最低限維持すべき体重設定とする．目標は 80％以上が望ましい．身長年齢比は低身長となる経過が多く栄養指標とはなりにくい．
- 上腕三頭筋部皮下脂肪厚，上腕周囲長の計測，上腕筋囲・上腕筋面積の算出は，除脂肪体重や筋肉量と安静時エネルギー消費量（resting energy expenditure：REE）が相関すると報告されており，必要推定エネルギー設定や経時的評価に有用である．
- BMI は正常より低く，平均 14〜18 の報告がある．

[重症心身障害児の体格の特徴]
身長・体重とも重症例ほど低値を示す傾向がある．皮下脂肪が少ない．
運動障害型により体構成比率が変化し，アテトーゼ型は脂肪が少なく筋肉量がより多い．

③ **身体所見・症状**（（ ）内は考えられる欠乏栄養素を示す）
- 皮膚：ツルゴール，褥瘡，浮腫，湿疹（ビオチン・亜鉛・脂肪酸・ビタミンA・B₂・B₆・ニコチン酸），出血傾向（ビタミンC・マンガン）
- 毛髪：脱色（銅・ビオチン），脱毛（亜鉛・鉄・ビオチン）
- 爪：爪床部白色化（セレン），スプーン爪（鉄）
- 結膜所見：口内炎口角炎（ビタミンB₂・B₆・亜鉛）
- 貧血（鉄・銅・ビタミンB₆・B₁₂・C・E・葉酸）
- 活動性低下，易感染性（亜鉛・銅・マンガン），甲状腺機能（ヨウ素），無月経
- 消化器症状：下痢・便秘，腸管運動
- 呼吸症状：呼吸状態と治療内容（酸素投与，気管切開，人工呼吸器など）
- 筋緊張（強い，弱い），運動障害型（アテトーゼ型，痙直型，低緊張型）
- 運動レベル（自発運動なし〜四肢運動）
- 栄養アセスメントと個々人の病状特徴との両面を診る．筋緊張，運動障害，運動レベルは推定必要エネルギー量設定に必要な要素となる．

④ **検査**
- rapid turnover protein（RTP）（トランスサイレチン，レチノール結合蛋白，トランスフェリン），アルブミン，ヘモグロビン，MCH，リンパ球数，血糖，微量元素（Zn, Cu, Fe, Se），ビタミン，甲状腺機能

⑤ **安静時エネルギー消費量（REE）計測**
- 可能なら，間接熱量計を用いてREEを実測する．全身状態を反映し，同一症例でも病状により変化するため，栄養管理上，困った症例には実施したい．安静を保つことが難しく測定できない場合もある．
- 計算式による基礎代謝量（basal energy expenditure：BEE）はREEより高値となることが多い．

重症心身障害児の身長の測り方（図2）

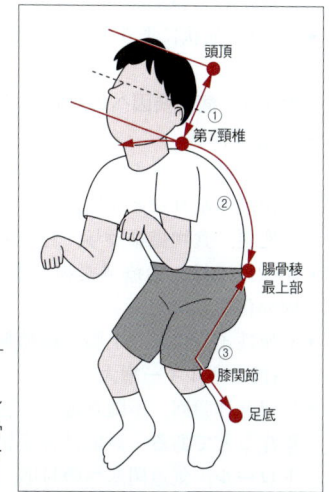

変形のため正確に測定することが難しい．できる限りまっすぐに近づけた姿勢とし，背中は側弯に沿って計測する．

図2 重症心身障害児の身長計測—三分割法—
①頭頂～第7頸椎，②第7頸椎～腸骨稜最上を結ぶ線中点，③腸骨稜最上部～膝関節～足底，を総計する．

経腸栄養剤のみでは……

同一種類を長期間にわたり，使用すると不足症状が明らかとなる．成分栄養剤では脂肪酸欠乏となる．ツインライン®，ラコール®，エンシュア®はヨウ素不足から甲状腺機能低下症となるため，補充が必要である．

D プランニング

- 目標：安全で健康に成長発達していける食事をめざす．一人一人の生活全体に配慮し，介護者の視点も盛り込み，継続できる計画を！

❖ 栄養不良の原因を考える

- 摂取量不足：
  (1) 投与量が少ない・食べられない（食形態や介助の問題）
  (2) 嘔吐や下痢による喪失

(3) 誤嚥・気道症状・感染・筋緊張亢進などにより消費エネルギー増大
- 摂取状況:嚥下障害，覚醒度，呼吸状態や消化器症状により，摂取が難しい．
- その他:病状により栄養面の改善策に限界がある場合もある．

❖ 対策1. 病的要因への対応（各論別項参照）
① 消化管障害
- 下痢ではアレルギー，消化吸収障害，抗生物質使用後の腸内細菌叢の乱れなど原因により，消化態栄養剤や成分栄養剤への変更，食物繊維投与，乳酸菌製剤など対応が選ばれる．
- GERDでは，治療（薬物，手術）や姿勢管理，注入物の半固形化など．
- 麻痺性イレウス，上腸間膜動脈症候群も要注意である．

② 消費エネルギー増大
- 痙攣発作頻回，不随意運動，筋緊張亢進，呼吸負荷増大，感染症などである．対応は各症状への薬物治療，気道感染コントロール，気道閉塞への対応，酸素や気管切開，人工呼吸器などが必要となる．
- 甲状腺機能亢進など内分泌異常も薬物使用や栄養との関連で生じる．

> **Memo** 上腸間膜動脈症候群
> やせて腰部側彎前彎の強い場合，椎骨と上腸間膜動脈との間を通る十二指腸水平脚部の通過障害をきたす．胆汁を混じた消化液が大量に貯留し，嘔吐する．立位X線ではダブルバブル所見を呈する．腹臥位や左側臥位，体重増加を図る，閉塞部をこえてチューブ挿入により対応する．

❖ 対策2. 栄養摂取法への対応
① 経口摂取
- 食形態や介助法の見直しが必要となる．
- 誤嚥が多くなり，摂取量が確保できないときは「食事は楽しみ」と捉え，味見程度にし，経管栄養を導入する．
- この時期からは口腔ケアがより大切になる．全面経管栄養でなく，少量の経口摂取をできる範囲で続け嚥下機能維持向上

② 経管栄養

- 胃瘻造設が増し,アクセスの選択肢が増えた(64頁参照).
  間欠的口腔カテーテル栄養法(intermittent oral catheter feeding:IOC),経鼻胃チューブ,胃瘻,経鼻空腸チューブ,腸瘻,経胃瘻空腸チューブなど,一人一人の病態により,検討する.
  注入に際しては,ポジショニングや注入速度,ショット・間欠・持続注入なども考慮する.

本当に胃瘻がいいの?
経鼻チューブでは,嚥下しにくい,GERが生じやすい,外観がよくない…….多くの方が胃瘻にしてよかった! ミキサー食や半固形態栄養剤が入る,交換時のストレスが激減,ゼロゼロが減った…….一方で経鼻胃栄養より胃排泄能が低下する報告が散見される.嘔吐が増える,胃残が減らない,ダンピング症候群など,困ることも心に留めておこう.

❖ 対策3.栄養療法
① 推定エネルギー必要量

- 重症心身障害児では年齢別REEのばらつきが大きく,筋緊張の強さや運動障害型,運動レベル,呼吸状態などに左右される.いくつかの推定式があるが,すべての例にあてはまる方法はなく,まず,簡便に推定エネルギー必要量を決め,評価をしつつエネルギー量を見直していくことを繰り返すことが実践的である.

  <u>"BMR×筋緊張指数×身体活動レベル+成長因子" で考え方</u>は示される.
  BMR:年齢男女別の基礎代謝基準値(体表面積ごと(または体重ごと))×体表面積(体重)で計算される.以下にKnickら(BMR計算に体表面積使用)の係数をのせる.
  筋緊張:低下0.9,正常1.0,亢進1.1
  身体活動レベル:寝たきり1.1,車椅子/這い這い1.2,歩行1.3
  成長因子:5kcal/g weight gain

- 筆者らは体表面積を利用し,85%の基礎代謝とした計算を

行っている.

> 一日基礎代謝量:年齢別男女別体表面積当たりの基礎代謝量×体表面積×0.85
> 生活活動指数:寝たきり 0.05, いざり移動 0.13, ベッド座位 0.08, 歩行可能 0.18
> "10/9×一日基礎代謝量×(1+生活活動指数)"

- エネルギー消費が高い群の特徴は呼吸数多く, 努力性呼吸の強い呼吸障害例, 筋緊張亢進, 不随意運動が多い, アテトーゼ型, 除脂肪体重が重い, などとされる.

② **目標体重設定**
- 身長に対する標準体重の 70%をまずは達成することを目標とし, 現状でのエネルギーを 20~30%増しとする. その際, 褥瘡や皮膚状況, Alb の値など上記アセスメントから不足を補う栄養剤を選定する.
- 成長曲線上でみていくとフォローしやすい (図 3).

③ **タンパク質, 脂質, 他の摂取量**
- 経腸栄養では栄養剤の選択で含有量は規定されてくるため, 用途に応じた栄養剤選択と必要な追加投与を行う. タンパク質は 1.1~2.0g/kg/日を目安とする.
- 慢性的呼吸器症状や高酸化ストレスを伴いやすいため, n-3 系脂肪酸含有の高い栄養剤による抗炎症・免疫調整作用に期待する.
- 低タンパク質補正のため, タンパク質負荷を多くしても総エネルギー増量が図れないと改善にはつながらない.
- 成分栄養剤使用時は脂肪含有量が低く, 必須脂肪酸欠乏に陥るリスクを認識しよう.

④ **病態による栄養管理**
- GFO (グルタミン, 食物繊維, オリゴ糖) (186 頁参照) で腸管免疫強化し, 腸内環境改善へ.
- ミキサー食や寒天による半固形化, 食物繊維, キャロラクト (ニンジン末) の使用は下痢・便秘の改善に有効.
- ダンピング症候群では, 胃内停滞を長くする工夫(注入速度・半固形化)や血糖上昇を抑える栄養剤選択 (インスロー®, タピオン®, グルセルナ®) を考える. 必要に応じて薬物治

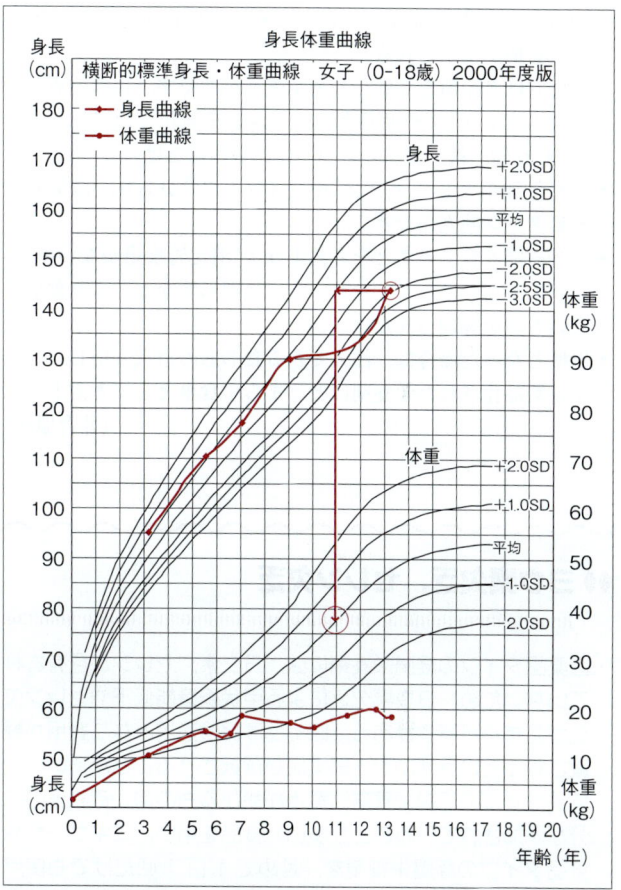

3. 各種疾患・病態における小児栄養管理　131

図3　成長曲線を利用した目標体重設定
13歳3ヵ月　女子　身長144cm，体重19kg．身長144cmに対する標準体重は37.5kg（→）となる．
37.5kg×0.7＝26.25kg，最低限保持すべき目標体重は26.25kgとなる．
アテトーゼ型四肢麻痺で10歳より，胃食道逆流症によるコーヒー残渣様胃残，嘔吐，後弓反張姿位を繰り返す．

療を行う．
- 慢性閉塞性肺疾患に類する呼吸障害では脂質のエネルギー比

50％，炭水化物30％以下にとどめ，二酸化炭素発生を抑える栄養剤が使用される．
- 褥瘡では亜鉛値を評価しエネルギーを増やす．比較的亜鉛の多いエンシュア®や亜鉛とアルギニンを強化したアルジネート®も有効．鉄，ビタミンA・Cにも注意をはらう．
- 栄養付加剤としてテゾン®やブイクレス®があり，微量元素とビタミン補充ができる．
- 腸管機能を育てることを考えよう！ 消化管疾患がない場合，液体栄養剤ではなくミキサー食，半固形態など，より食事に近いものを経験させたい．
- 胃瘻となった場合は，注入できる食形態の選択も増し，いわゆる製品化された栄養剤にとどまらず食事として考えよう．

(井合瑞江)

♦♦ ヨウ素欠乏，セレン欠乏

- 医薬品タイプの経腸栄養剤には，ヨウ素，セレンが含有されていないため，ヨウ素欠乏による甲状腺機能低下やセレン欠乏が起きる可能性がある．医薬品は保険適用となり費用が軽減されるという理由で，医薬品が選択されることが多い．
- 食品タイプの経腸栄養剤は費用がかかるものの，これらの成分が添加されていることが多い．食品を用いたミキサー食や食品タイプの経腸栄養剤を，せめて1日1回だけでも使用すれば，高額な費用をかけずに各種欠乏症を予防できる．

(高増哲也)

9 摂食嚥下障害

A 病態の知識

【摂食，嚥下】
- 「摂食」は広く食べる行為全般を含む．
- 「嚥下」は「嚥下反射」のみを指しているのでなく，食物の取り込み，咀嚼を含め，食塊（咀嚼され飲み込みやすくなった一塊の食物）を口腔から胃へ送り込むすべての連続した運動を意味する．
- 摂食嚥下運動機能には移送機能と防御機能の2つの側面がある．

> 1. 移送機能
>   摂取した食物を口腔から咽頭へ移送し，食道を経て胃に到達させるまでの一連の過程．
> 2. 防御機能
>   咽頭腔と喉頭の解剖学的位置関係から，下気道への嚥下物の進入を防ぐ．

- 正常な嚥下に必要な要素は3点である．

> 1. 静かな呼吸，呼吸を止められること．
>   →呼吸との協調性
> 2. 食物を一塊にできること．
>   →食塊形成
> 3. 素早い，1回での飲み込み．
>   →喉頭挙上・嚥下反射
> 顎と唇の閉じ（下顎・口唇閉鎖）

❖ 小児にとって摂食とは
- 小児にとって摂食は生命維持および成長・発達に必要な栄養摂取目的として欠かせないだけでなく，空腹感を満たし，視覚・嗅覚・味覚による楽しみ，安心感を享受するなかで精神的・情緒的満足が得られ，母子関係を確立する発達の出発点でありすべての発達の基盤となる．

❖ 摂食嚥下運動の発達
- 子どもは反射活動のみで哺乳していた時期から徐々に随意的な嚥下運動を学習していく．

- 哺乳：乳児期，乳歯萌出前は歯槽骨が十分形成されず口腔容積は小さく，口蓋には乳首を固定する吸啜窩があり適合性と安定性が得られ，頬内側は脂肪組織が厚く口腔内を密閉し，舌が乳首を引き込み陰圧で乳汁を吸啜するのに都合よくできている．
- 口腔構造の変化，嚥下運動の向上，感覚の成熟に伴い下顎と舌が分離して動き，食物をおしつぶす，すりつぶす機能が発達する．
- 指しゃぶりは口腔内の感覚刺激と舌の運動性向上に重要な働きがある．

【摂食嚥下障害】
- 摂食障害という用語は，医学では神経性食思不振症など精神的心理的原因による症状を指す捉え方が定着している．食べる機能の障害を指す概念として摂食嚥下障害，もしくは摂食機能障害という用語が用いられる．

❖ 小児の特殊性
- 小児の摂食嚥下機能の特徴として，(1) 成長に伴い口腔形態が変化すること，(2) 全身的運動発達とともに嚥下運動が発達していくことがあげられる．
- 哺乳運動は定頸の最初の準備につながる．
- 逆に定頸や上肢機能の発達が嚥下運動の向上を促す．
- 口腔構造に異常があると嚥下運動の発達が遷延し，さらに嚥下運動の異常が口腔構造の発達を阻害する．
- 摂食嚥下障害をもつ小児への対応は，成長・発達に伴った摂食嚥下機能獲得の過程と，障害を示す原因となる疾患との関連が問題となる．
- 知的能力，精神面，情緒面での発達も食行動に反映する．
- 食を中心とした育児環境の相違が嚥下機能，食行動の発達に強い影響を及ぼす．

❖ 分類
- 摂食嚥下障害の症状として口腔・咽頭内残留，口唇よりの流出，鼻腔への逆流，喉頭侵入，誤嚥，流入がある．

- 誤嚥は嚥下運動があるが下気道に食物が入るもので，流入は嚥下運動なく下気道に入るものを指す．
- 誤嚥を嚥下前誤嚥，嚥下中誤嚥，嚥下後誤嚥の3つに分類する．
- 日常的に誤嚥を繰り返すと，誤嚥しても咳嗽反射が出現しない症例が多い（静かな誤嚥）．

❖ 原因
- 小児の摂食嚥下障害の原因として，(1) 解剖学的形態異常，(2) 運動障害，(3) 発達の遅れ，(4) 感覚障害，(5) 呼吸との協調障害，(6) 意欲の欠如などがあげられ，これらは相互に関連し合う．

B 栄養療法のポイント

- **正常な嚥下運動を可能にする口腔構造，関節運動，筋肉の働きを理解しよう．**
- **呼吸状態を評価し，嚥下時呼吸停止や誤嚥時の咳嗽反射が有効に出現するかチェックしよう．**
- **誤嚥時の対応を考えよう．**

C アセスメント

- 口腔構造と嚥下運動との関連．
- 呼吸状態と嚥下運動との関連．
- 嚥下運動の発達レベル．
- 基礎疾患からくる嚥下運動への影響．
- 全身的な運動発達と嚥下運動との関連．
- 感覚異常に起因する嚥下運動への影響．

D プランニング

❖ 口腔構造
- 口唇口蓋裂：口腔内圧の陰圧形成が悪く，鼻腔内へ逆流する．時期をみて人工口蓋床を装着し哺乳・摂食を行う．

❖ 呼吸との協調

- 食物誤嚥・唾液流入により気管支炎・肺炎を引き起こす.
- 鼻呼吸による安静呼吸の獲得が重要である.
  → 食物の匂い・味を知覚し, 咀嚼に必要な唾液を準備する.
- 嚥下時に呼吸停止する必要がある.
- 嚥下後の呼気による清浄化を行う.
- 誤嚥時の有効な咳嗽を準備する.
- 努力性呼吸に伴う胃食道逆流症による化学性肺炎を予防する.
- 呼吸機能と摂食嚥下機能は常に同時に考慮されるべきである.
  ① 解剖学的特徴：気道を食塊が通過する.
  ② 生理的機能：呼吸を停止した状態で嚥下する.
  ③ 病理的要因：摂食・嚥下機能障害が呼吸障害に直結する.

❖ 嚥下運動の発達レベル

- 嚥下運動は全身的運動発達, 特に体幹・頭部コントロールの影響を直接受ける.
- 顔面筋群, 舌の運動は定頸を基にした下顎のコントロールの獲得が重要である.
- 下顎, 口唇, 舌は食物の相違, 嚥下運動の時期によりそれぞれ異なった運動性を示す (表1～3). 外部よりの嚥下運動評

表1 下顎

	固形物	水分（カップ）	半固形物（スプーン）
とり込み	開閉	安定性	まず開 上唇が降りた後, 閉
口の中	上下・側方回旋運動（咀嚼）	安定性	安定性それほど必要ない（munching）
嚥下	安定性（いっそうきっちり閉じる）		

表2 口唇

	固形物	水分（カップ）	半固形物（スプーン）
とり込み	それほど重要でない（こぼれないようにする程度）	上唇-運動 下唇-安定性	上唇-下方への運動 下唇-安定性
口の中	それほど重要でない（社会的なもの）	閉	それほど重要でない
嚥下	安定性（いっそうきっちり閉じる）		

表3 舌

	固形物	水分（カップ）	半固形物（スプーン）
とり込み		抑制的安定性	
口の中	舌尖により奥歯に運搬 咀嚼時側方で食物支える	舌尖挙上して硬口蓋に押しつける ↓ 水の塊を作る	上下運動
嚥下	舌尖挙上して硬口蓋に固定 蠕動運動		

価で嚥下運動における修正点，介助点を明確にする．
- 援助が必要なときは下顎操作を試み，より正常に近い嚥下運動の獲得を図る（図1）．

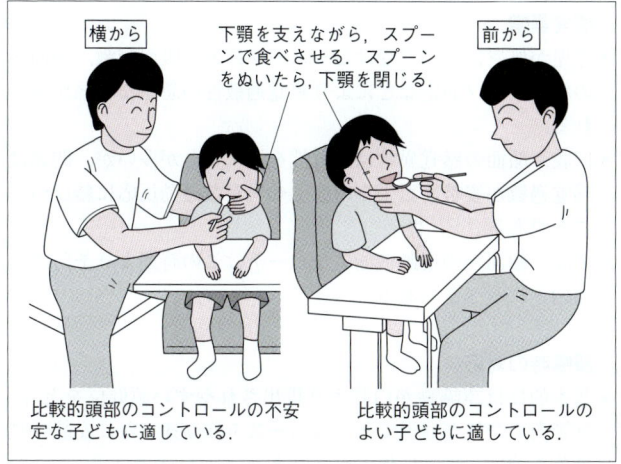

図1 食事の介助

① 口唇閉鎖→舌・食物の流出予防
② 鼻呼吸の促通→嗅覚・味覚→食欲の喚起
　→嚥下時呼吸停止
③ 頸部過伸展予防→上気道開大→安静呼吸
④ 舌の抑制的安定性→舌尖挙上→舌蠕動運動
　→咽頭筋蠕動運動

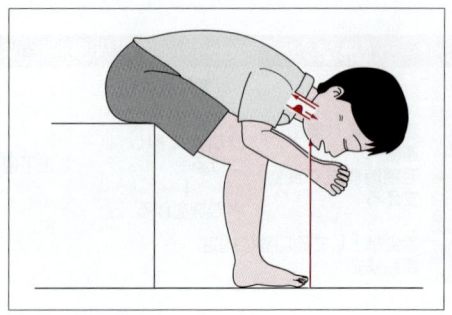

図2 誤嚥時の対応

⑤ 舌骨挙上→喉頭挙上

❖感覚異常
- 患児が処置に際して受けるチューブ挿入や吸引刺激,顔面への粘着テープ固定などにより感覚過敏性の急激な増悪がみられる.
- 口腔,顔面の感覚異常は過敏性を示すことが多いが,問題は感覚過敏が姿勢筋緊張を増悪させ異常な運動反応に結びつくことである.
- 口腔・顔面への運動機能アプローチはこの時期より予防的に開始されるべきである.

❖誤嚥時の対応
- 基本的には誤嚥物が口腔より排出されやすい頭低位をとり,気管内で空気が通過できるスペースを作り速やかに安静呼吸で落ち着けるように促すべきである.
- 気管内で窒息の可能性があるとき以外はやみくもに背中や胸を叩いて気管攣縮を誘発するべきではない(図2).

(平井孝明)

10 腎疾患

A 病態の知識

❖ 腎臓の働き
- 心臓から拍出された血液の 25％が腎臓に流入し、糸球体で原尿が濾過される。原尿は、尿細管で再吸収や分泌を受け、最終的に尿として排泄される。
- 腎臓は尿産生により、終末代謝産物（老廃物）の排泄、体液量の調節、細胞外液の電解質濃度や酸塩基平衡の維持を行う主要臓器である。
- 腎臓は全身および腎の血行動態を調節するレニン・アンギオテンシンⅡや赤血球産生にかかわるエリスロポイエチンを分泌し、カルシウム・リン代謝にかかわるビタミンDを活性化する。

❖ 栄養管理の必要な小児腎臓病
- 感染後の急性糸球体腎炎 (acute glomerulonephritis：AGN) は、肉眼的血尿で気づかれ、急性期に糸球体濾過量 (glomerular filtration ratio：GFR) の低下とナトリウム (Na) 貯留による浮腫、高血圧、乏尿を呈する。これらの症状は約1〜2ヵ月で回復する。
- 小児特発性ネフローゼ症候群 (idiopathic nephrotic syndrome：INS) は、大量のタンパク尿、低タンパク血症、脂質異常症、浮腫を呈する疾患である。浮腫は、低タンパク血症に基づく血漿浸透圧低下で血管内水分が間質へ移動することと尿細管の Na 再吸収亢進によって生じる。90％の症例はステロイド薬が有効で、タンパク尿が消失する。
- 慢性腎不全 (chronic renal failure：CRF) は、非可逆的な腎障害で GFR が低下しておこる症候群である。2002 年に慢性腎臓病 (chronic kidney disease：CKD) の概念が提唱された。CRF は GFR 60mL/min/1.73m^2 未満が3ヵ月以上持続することにより診断され、CKD ステージ 3〜5 に区分される。

B 栄養療法のポイント

- AGN の急性期には，乏尿・浮腫・高血圧の程度に応じて，塩分・水制限，カリウム制限を指示する．
- INS では浮腫に対し，塩分制限を行うが，その主病態が低タンパク血症による血管内脱水であるため，過度の水分制限はしない．
- 小児 CRF における食事療法の目的は，(1) GFR 低下の抑制，(2) 体内の水・電解質のバランスの維持，(3) 窒素化合物などの終末代謝産物による尿毒素の体内蓄積防止，(4) 普通の社会生活を送り成長障害を防ぐことである．

C アセスメント

> 小児腎臓病の主要徴候は体液量異常や体液中の電解質異常である．体液量の過不足を判定するのに体重の増減が有用である．

- AGN や INS の急性期には，体重と尿量によって体液量の変動を管理する．

Pitfall: 小児 CRF の原因の半数は先天性腎尿路奇形で，その多くが尿濃縮力障害から多尿を呈する．特に乳幼児では発熱や嘔吐・下痢で容易に脱水症に陥り，腎機能低下が増悪する．急性疾患罹患時には体重減少を目安に脱水の程度を把握し，早目に輸液を開始する．

D プランニング

❖ **小児腎臓病の病態に対する食事療法**
- 原疾患や GFR によって，生じる病態は異なる．各病態に対する食事療法を表1に示す．
- 厳しい塩分制限で食事が進まず十分なエネルギー摂取が困難な場合には，総摂取量から勘案し塩分制限を緩める．小児 CKD では，尿毒症の発症を可能な限り抑えたうえで，成長・発育に必要な十分量の栄養を供給し，健常児と遜色のない健

表1 小児腎臓病に対する食事療法

病態	食事療法	効果
細胞外液量増大	食塩制限	浮腫軽減
高血圧	食塩制限	降圧,腎障害進展の遅延
高カリウム血症	カリウム制限	血清カリウム低下
高窒素血症	タンパク質制限[*]	尿毒症症状の抑制
高リン血症	タンパク質制限[*] リン制限	血清リン低下,血管石灰化抑制
代謝性アシドーシス	タンパク質制限[*]	代謝性アシドーシスの改善

[*]日本人の食事摂取基準に従い過剰摂取は避ける

康状態を目指す.
- 日本腎臓学会は,小児CKDのエネルギー,タンパク質摂取量について,日本人の食事摂取基準に準ずるとしている.
- 乳幼児では,これらの病態に則した特殊ミルクが利用できる(例:低タンパク・低ミネラルフォーミュラ,低カリウム・中リンフォーミュラなど).

❖ 成長障害に配慮した栄養管理

> とりわけ2歳以下では,エネルギー摂取量不足が成長障害に大きく関与する.

- 実際の摂取量が摂取基準に到達せず体重増加を認めない小児では,経管栄養を考慮する.
- 小児CRFに伴う成長障害は,栄養摂取不良のほか,体液異常(アシドーシス,塩分喪失),骨ミネラル代謝異常,内分泌異常など多岐にわたる.これらの腎不全病態の十分な是正が重要である.

(秋岡祐子)

11　1型糖尿病

A 病態の知識

❖1型糖尿病の定義と概要
- 1型糖尿病の定義は，"膵β細胞の破壊によるインスリン欠乏状態"であり，膵β細胞の破壊機序により，自己免疫性（頻度：80〜90％）と特発性（頻度：10〜20％）に分類される．
- 1型糖尿病では高血糖に加え内因性インスリン分泌の低下〜欠乏を認め，自己免疫性では血中に膵島特異的な自己抗体が高頻度に検出される．また疾患感受性 HLA 遺伝子（DRB1 *0405, *0901 など）の保有率が高い．

❖1型糖尿病の治療
- 治療の中心はインスリン治療であり，小児であっても頻回インスリン注射法や持続皮下インスリン注入療法による強化インスリン治療の適応になることが多い．
- インスリン治療と並行して適切な食事摂取と運動を行い，健常な小児と変わらない成長と精神発達を遂げることが治療の目標である．

B 栄養療法のポイント

- 栄養の基本は，"同性，同年齢の小児と同等の必要摂取エネルギーを適切な栄養素の配分で摂取する"ことにある[1]．
- 無為な摂取エネルギーの制限は，発育途上にある小児の成長を妨げる．
- 近年，食事中の糖質に注目して食前のインスリン投与量を決定するカーボカウント[2]が用いられるようになった．

> **Pitfall**　1型糖尿病の栄養療法を2型糖尿病と混同して，摂取エネルギーの制限を行うのは誤りである．

カーボカウント

一定の糖質と必要インスリン量の比率をインスリン/カーボ比といい，また超速効型インスリン1単位で血糖値がどの程度低下するかの目安をインスリン効果値というが，双方を考え合わせて食前に投与する超速効型インスリン量を算出する.

C アセスメント

- 摂取エネルギーの制限はないが，偏食や嗜好品など食生活について十分に食歴を聴取し，誤った食生活を送らないよう食育する必要がある.
- 栄養指導にあたり，適切な栄養素の配分を知るうえで食品交換表の使用は有用である.
- 正常小児と同等の身体発育を認め，やせあるいは肥満を認めないことが栄養療法の効果判定の目安になる.

D プランニング

- 摂取エネルギーは，年齢，性別，運動強度により，日本人の食事摂取基準（2010年版）を参考に算出する（232頁参照）.
- 栄養素の配分は，糖質50〜55％（ショ糖は総エネルギーの10％まで），タンパク質10〜20％，脂質25〜30％（飽和脂肪酸とトランス脂肪酸は総エネルギーの10％まで，一価不飽和脂肪酸，特にシス配列で10〜20％のエネルギーを摂取する）に調節する（表1）[1].
- 腎機能の負担にならないようにタンパク質の過剰摂取は避け，腎症の兆候（微量アルブミン尿）が出現すればタンパク質の摂取は控えめにする.
- 学校給食のエネルギーは多めであることが多いが，三大栄養素の配分はほぼ理想的であり，通常お替りしない限りは全量食べるよう指導する.
- おやつ（間食）は小児特に年少児にとって食事のなかで一番の楽しみであり，1日の必要エネルギーを充実させるためにも必要であるため，決められた1日の摂取エネルギーのなかで食べるよう指導する.

表1 エネルギー摂取に関する推奨基準

1日エネルギー摂取は以下のように配分する.
1) 炭水化物：50～55%
   ショ糖の摂取は総エネルギーの＜10%
2) 脂質：25～30%
   飽和脂肪酸とトランス脂肪酸＜10%
   多価不飽和脂肪酸＜10%
   1価不飽和脂肪酸＞10%（最高で総エネルギーの20%）
   n-3脂肪酸（シス配列）：0.15g/日
3) タンパク質：10～20%
   摂取量は乳児期早期では約2g/kg/日，10歳以上では1g/kg/日，思春期後半では0.8～0.9g/kg/日．
4) 食物繊維摂取の増加が目標．男性19g以上，女性17g以上．ビタミン，ミネラルに関しては健康小児の摂取量と同等．

文献

1) Aslander-van Vliet E, et al：ISPAD Clinical Practice Consensus Guidelines. Nutritional management in childhood and adolescent diabetes. Pediatr Diabet 10（suppl 12）：100-117, 2009.
2) 糖尿病のあなたへ―かんたんカーボカウント―豊かな生活のために．大阪市立大学大学院医学研究科発達小児医学教室，大阪市立大学医学部附属病院栄養部編．医薬ジャーナル，大阪，2006.

（浦上達彦）

♦♦ 血液ガス

　血液検査の1つに血液ガスがあります．これを読んで解釈できることを目指してみませんか？ まずは，pH（「ペーハー」と読む）です．これが7.4になるように呼吸はCO_2で，腎臓はHCO_3^-で調節しています．BE（base exess）にも注目を．それとAG（anion gap）＝$Na^+－(Cl^-＋HCO_3^-)$の正常値は12±2mEq/Lです．呼吸性アシドーシス，呼吸性アルカローシス，代謝性アシドーシス，代謝性アルカローシス，代償，これらの仕組みを理解できたら，世界がパッと開けますよ．スペースの都合でここでは解説できませんが，ぜひ，挑戦してください．

（高増哲也）

3. 各種疾患・病態における小児栄養管理

12 肥満・メタボリックシンドローム

A 病態の知識

❖肥満とは

- 体内に脂肪が過剰に蓄積された状態をいう．摂取エネルギー＞消費エネルギーの状況が持続することにより，その差として蓄えられた脂肪が一定以上となったもの．
- 一般に，肥満度やBMIなどの体格指数を肥満判定の指標として用いる．体脂肪の測定（方法は問わない）がなされている場合，男児は小児期全般で25%以上，女児は11歳未満で30%以上，11歳以上で35%以上を肥満と判定する．

One Point 肥満度

肥満度（%）=（実測体重−標準体重）/標準体重×100

身長別の標準体重に対する過体重の割合のこと．肥満度 +20% 以上を肥満と定義し，+20〜30%を軽度肥満，+30〜50%を中等度肥満，+50%以上を高度肥満とよぶ．
「肥満度判定曲線」（http://www.mominokiclub.com/tool/kyokusen.html からダウンロード可能）を用いると，実測した身長と体重を結ぶことにより簡易に肥満度が求められる．

One Point BMI (body mass index)

BMI=体重（kg）/［身長（m）］^{2}

乳幼児期に用いる Kaup 指数（=体重（g）/［身長（cm）］^{2}×10^4）も同じ概念．
成人における最も標準的な体型評価の指標で，国際的な肥満判定の指標である．日本では，BMI 22 を標準として，25 までを過体重，25 以上を肥満としている．35 以上は高度肥満である．BMI は，乳児期に高値をとるが，その後の体脂肪率減少に伴って 5〜7 歳で最低値となり，再び成人に向けて次第に高値となる．したがって，小児期の肥満評価は，BMI の絶対値ではなく，性・年齢別パーセンタイル値，ないしは SD（標準偏差）値で行う必要がある．

❖ 肥満症とは
- 肥満に起因ないし関連する健康障害(医学的異常)を合併する場合で,医学的に減量を必要とする病態をいう.
- 健康障害として,高血圧,脂質異常症,脂肪肝,2型糖尿病,心肺機能の低下による運動機能低下,睡眠時無呼吸などがある.

❖ メタボリックシンドロームとは
- 内臓脂肪型肥満に高血糖・高血圧・脂質異常症のうち2つ以上を合併したもので,動脈硬化など心血管障害の発症リスクを上昇させる病態である.
- 本症の中心病態として,内臓脂肪の増加に由来するインスリン抵抗性の増大が重要視されている.腹囲(臍高部の周囲径)の測定は,内臓脂肪蓄積のスクリーニングとして簡便かつ有用である.
- 小児期メタボリックシンドロームの診断基準は,表1に示すとおりである.

表1 小児期メタボリックシンドロームの診断基準(厚生労働省研究班,2007年)

① 腹囲	80cm 以上*
② 血清脂質	中性脂肪 120mg/dL 以上 and/or HDL コレステロール 40mg/dL 未満
③ 血圧	収縮期血圧 125mmHg 以上 and/or 拡張期血圧 70mmHg 以上
④ 空腹時血糖	100mg/dL 以上

①があり,②~④のうち2項目以上を有する場合にメタボリックシンドロームと診断する.
*腹囲/身長が 0.5 以上であれば項目①に該当するとする.また,小学生では腹囲 75cm 以上で項目①に該当するとする.

B 栄養療法のポイント

● 肥満・メタボリックシンドロームを治療する目的は,動脈硬化性疾患の予防,発症進展の抑制である.肥満の治療は,肥満度や内臓脂肪の蓄積を改善することであり,食事療法と運動療法が基本となる.

- ほとんどの肥満・メタボリックシンドロームは自覚症状に乏しく，身体的苦痛を伴わないことから，本人のみならず家族にも繰り返し説明し，モチベーションの維持を図ることが重要である．自己管理チェックリスト（表2）を利用した行動療法が有効とされる．
- 肥満の治療介入は，学童期に開始するのが望ましい．その理由として，(1) 成人と異なり身長増加があるため，体重増加率を抑えることにより自然に肥満度を改善できる点，(2) 親や教師の介入が容易で，将来にわたる正しい生活習慣の基礎を確立できる点があげられる．

表2 肥満症改善のための生活自己管理チェックリスト

計7項目からなるチェックリストである．各項目ごとに守れた日を1日1点，1週間7点満点（7項目総計で49点満点）とする．患者と家族が相談して自己採点する．

朝食を抜かなかった
昼食の量を守れた
おやつの量を守れた
夕食の量を守れた
夜食をとらなかった
1時間以上ゲームをしなかった
家の手伝いをした

（内田則彦ほか：自己管理チェックリストによる小児肥満の治療．小児科 42：993-1000, 2001 より）

C アセスメント

- 肥満の程度は，肥満度やBMIなどの体格指数を用いて評価する．腹囲，血圧を測定し，採血検査（肝機能，血糖，血清脂質，尿酸など）を適宜追加する．肥満以外の徴候にも注意し，二次性（症候性）肥満を鑑別する．健康障害の有無，メタボリックシンドロームの可能性について評価する．
- 母子手帳や保育園，幼稚園，小中学校での身体計測記録を成長曲線（236頁参照）にプロットし，肥満の出現時期を推測する．その頃から過食や運動不足，家庭環境の変化，問題となるエピソードがなかったかを詳細に聴取する．子宮内発育不全や低出生体重の有無についても確認する．
- 食事指導に入る前に，3日間程度，家庭での食事摂取内容を

詳しく記載してもらい，栄養士によりメニュー分析を行う．総摂取エネルギーとタンパク質，糖質，脂質のエネルギー比率などにより，過食・偏食の程度を評価する．

D プランニング

- 小児の肥満・メタボリックシンドロームの治療では，家族（および学校）の理解と協力が不可欠である．生活習慣，家庭環境の問題点を考慮・改善することなくして，長期間にわたる治療の成功は得られない．
- 食事療法の原則は，(1) 摂取エネルギーの制限，(2) バランスのとれた食事内容，(3) 一日三食（規則正しい食習慣），である．肥満の程度が強い場合，思春期後期以降の場合，より厳格な摂取エネルギーの制限が必要となる．1日摂取エネルギーは，性・年齢・身長別エネルギー必要量，[身長×10]（kcal/日）などを基準に，個々に決定する．
- 軽度肥満の場合，基本的に食習慣，運動習慣，就寝時間など生活習慣の見直しだけでよいことが多く，摂取エネルギーの制限は通常必要ない．ただし，脂質の摂取が多い場合，全エネルギーの25～30％程度に抑えるようにする．
- 学童にも伝わるように，「ジュースや炭酸飲料をやめ，お茶や水を飲もう」「一口食べたら20回以上かもう」「朝食を必ず食べよう」などの言葉かけを繰り返す．また，保護者には，メニュー分析の結果をふまえ，食品の選択，調理法，おやつの内容，外食の利用法など，具体的かつきめ細かい指導を行うことが求められる．
- 肥満を伴う脂質異常症や2型糖尿病であっても，食事療法や運動療法が基本となる．しかし，食事・運動療法で肥満が改善しない場合，高度な脂質異常症や血糖コントロール不良が認められる場合，薬物療法を考慮して専門医に紹介することが望ましい．
- 治療効果の判定は，肥満度やBMIなど体格指数の絶対値の変化だけでなく，成長曲線の推移による視覚的な評価が有効である．

（室谷浩二）

13 先天性代謝異常症

A 病態の知識

❖ 先天性代謝異常症とは

- 体内での代謝に関係する特定酵素の働きが生まれつき障害されているために,さまざまな臨床症状を呈する疾患をいう.障害酵素以降の正常な代謝産物の欠乏と,障害酵素以前の正常な代謝産物(時に異常な代謝産物)の蓄積を認める.新生児期に発症するとは限らない.
- 先天性代謝異常症には,多数の疾患が含まれる.個々の疾患は,数万~数十万人に1人のまれな頻度で発症する.また,常染色体劣性遺伝形式をとるものが多い.
- 先天性代謝異常症の栄養管理や治療方針の決定には,診断の確定が不可欠である.
- 新生児期に,濾紙血を用いたスクリーニング検査が行われており,重篤な症状の出現前に当該疾患を診断することが可能である.現行の新生児マススクリーニング(表1)では4種類の代謝異常症が,また,近年一部地域で実施されているタンデムマス分析では,脂肪酸代謝異常症,有機酸代謝異常症など20数種類の疾患が鑑別される.

表1 現行の新生児マススクリーニング

疾患名	測定物質
フェニルケトン尿症	フェニルアラニン
メープルシロップ尿症	ロイシン
ホモシスチン尿症	メチオニン
ガラクトース血症*	ガラクトース
先天性甲状腺機能低下症*	TSH,(free T$_4$)
先天性副腎皮質過形成症*	17-OHP

＊印の3疾患は,タンデムマスでは検出できない.

Memo タンデムマス
質量分析の一種.血液濾紙のパンチ1つを処理して分析することにより,アミノ酸やアシルカルニチンを高感度に分析できる.ア

ミノ酸分析値は,従来のガスリー法に比して,偽陽性,偽陰性の率が低い.また,アシルカルニチン分析では,有機酸・脂肪酸代謝異常のスクリーニングが可能である.

B 栄養療法のポイント

- **先天性代謝異常症のうち,栄養素に関与する代謝経路に異常を有するものでは,食事・栄養療法が治療の重要な部分を占める.**
- **急性期には,代謝異常状態からの速やかな脱却が目標である.慢性期(安定期)には,過剰に蓄積する物質もしくはその前駆物質の摂取を制限し,健常な成長・発達を目指すことが大切である.**

C アセスメント

- 疾患のコントロールや治療の有効性は,身長・体重を成長曲線(236頁参照)にプロットし,それらの推移を評価するとよい.厳しいタンパク質制限により必須アミノ酸の欠乏が生じると成長障害が必発となる.

D プランニング

- 個々の疾患の治療に関しては本書のレベルを超えるため,成書や特殊ミルク情報別冊(http://www.boshiaiikukai.jp/img/milk/tandemumasu_houkoku.pdf)を参照いただきたい.以下に治療の原則について記載する.

❖ 急性期の治療

- 発熱,嘔吐,下痢など急性疾患の罹患時は,急速に異化状態に陥りやすい.異化を防ぐためには,経静脈的に十分なブドウ糖補給を行うことが重要である.経口摂取ができない状態が長引く場合には,早期に中心静脈栄養を考慮する.
- 意識障害を伴う高アンモニア血症,難治性の代謝性アシドーシスを認める場合,(専門医のもとで)血液透析を実施する.

❖ **慢性期の治療**
- 過剰に蓄積する物質もしくはその前駆物質の摂取を制限することが基本である．この際，異化の亢進を防ぐため，エネルギー摂取不足が起きないように注意する．
- アミノ酸・有機酸代謝異常症では，有害となるアミノ酸を除去するため，食事からの自然タンパク質の摂取を制限する必要がある．同時に，不足するタンパク質を治療用特殊ミルクで補う．

(室谷浩二)

♦♦ 「うん育」のすすめ

「食育」という言葉がよく登場するようになったということは，裏返せば子どもの食をめぐる環境が悪くなって，育という視点で介入せざるをえなくなっていることを示しているといえる．「眠育」という言葉も登場しているそうだ．子どもが夜，眠りにつくということも，あたりまえには得られなくなってきているのかもしれない．どのように注目して，これらに対処していけばいいのか．わたしは「うん育」をすすめたいと思う．子どもの便秘症が増えているという．うんちが出ているか，どれくらいの頻度で，どんな形状のものが出ているのか，それに関心をもつところから始めたい．そこに端を発して，食卓に「繊維のある暮らし」を，睡眠にリズムを，と話題を進めていきたい．

(高増哲也)

14 食物アレルギー

A 病態の知識

- アレルギーとは,本来無害な相手に対する免疫反応である.
- 食物アレルギーは,本来無害な食物に対する免疫反応である.
- 食物アレルギーでは食物が消化管を通過することで,免疫反応によって,主に皮膚・粘膜に多彩な症状を示す.
- 症状は皮膚(蕁麻疹・湿疹),のどの違和感,呼吸器(咳,喘鳴),消化器(腹痛・下痢・嘔吐),神経(眠気など),血圧低下など.

> **One Point**
> 新生児・乳児期早期に,主に牛乳由来のミルク(調製粉乳)の摂取後に粘液に血液の付着した便を認めたり,嘔吐などの症状がみられる例がある.血液のついた粘液の部分に好酸球が集塊となっている特徴から,乳児ミルク誘発性好酸球性腸炎とよばれたり,アレルギーの視点から新生児消化管アレルギーとよばれたりしている.
> 急性期にはミルクを中止して静脈栄養とし,症状が消失したら母乳・タンパク質加水分解乳・成分栄養剤などで経腸栄養とする

B 栄養療法のポイント

- 原因となっている食物を特定し,食べないようにすることで症状を防ぐ(除去食).
- 食物アレルギーを治療するとは,食べられるように導くことである.経口負荷試験の結果に基づき,症状の出ない範囲で繰り返し食べるようにする(安全域食事療法)ほうがよいとも考えられる.
- 除去食による栄養障害を回避する.
- 除去食による生活上の問題の対策をたてる.

C アセスメント

- 食物アレルギーに対処するためには,適切な診断が必須であ

- 診断にとって最も重要なのは，病歴である．これまで，いつ・何を・どれくらい食べて，どれくらいの時間経過で，どんな症状がみられたかを詳細に問診する．症状はアナフィラキシーであったかどうかを意識して聞く．
- 問診のみでは情報が不足している場合，経口負荷試験（少量から摂取して，症状の出現の有無を観察する）を行って診断する．安全に摂取できる条件を確認する目的で経口負荷試験を行う場合もある．

One Point　アナフィラキシー
即時型・全身型の免疫反応．即時型とは原因となる抗原がきてから症状発現までが2時間以内．症状は広範囲の蕁麻疹が最も多いが，全身型という場合に2つ以上の臓器にまたがって症状が出現していることで判断することもある．ショックがみられている場合，アナフィラキシーショックという．

Pitfall
血液検査（特異的IgE抗体測定），皮膚検査（プリックテスト・皮内テスト）の結果をもとに除去食が行われている場合があるが，本来検査結果はあくまで目安である．除去食とは，食べることで起きる症状を，食べないことで回避しているのであり，食べても症状が起きないものは食べてもよい．

D プランニング

- 適切な診断のもとに，必要最小限の除去食を行う．
- 除去食を行ううえでは，そもそも人にとって食事とは，を考えて（表1），常に栄養的・心理的・社会的な問題ができるだけ生じない工夫をする．
- 栄養的な配慮は表2で示す．栄養指導が適応となることもある．
- 心理面は，食べられないものがあることのストレスや，アナフィラキシー経験者はトラウマがあるなどに注意が必要である．除去食がきっかけとなり，食に対するこだわりが顕著となり，適切な食行動がとれなくなっている場合もある．
- 社会的な配慮とは，兄弟など家族・親戚や，友人との関係，

表1 人にとって食事とは？

生きるためのエネルギーのもと	栄養
生きる楽しみ	心理
家族・仲間とのふれあいの場	社会

表2 食物アレルギーで必要な栄養の配慮

除去食物	注意すべき栄養素	代替品	他の注意点
鶏卵	タンパク質	肉・魚	卵白＞卵黄, 生＞加熱で症状が起きやすい. リゾチームは鶏卵の成分.
牛乳	カルシウム・タンパク質	小魚・青菜	抗原性は加熱してもあまりかわらない. カゼイン, ラクト○○は牛乳の成分. 止痢剤に注意. 乳化剤は無関係.
小麦	炭水化物	米	発酵させた調味料は大丈夫なことが多い
魚	タンパク質	肉	魚に共通の成分に反応していることがある.
果物	ビタミン類	他の果物・野菜	ビタミンCが豊富な野菜はじゃがいも.

学校・園での対応など.
- 症状が出ない条件ですら除去すべきであるという根拠はない. 安全な範囲で食べていくことは勧めてよい. 積極的に繰り返し食べさせて増量していく方法（経口免疫療法）は, 現時点ではまだ確立された方法ではなく, 研究段階である. 専門医の指導の下に安全を確保したうえで行うべきである.

> **Memo**
> 栄養食事指導料（130点）が算定できる疾患はほとんどが成人対象のものであり, 現在, 小児で算定できるのは, 食物アレルギー（9歳未満）, 糖尿病, 高度肥満を除くとほとんどない.
> 食物アレルギーの経口負荷試験（1,000点）は, あらかじめ届け出た施設で行う必要があり, 9歳未満, 年に2回までであるが, 入院・外来とも算定できる.

（高増哲也）

15 がん

A 病態の知識

❖ 小児がんの特徴
- 発症年齢は3～4歳までが多く,急性リンパ性白血病の頻度が最も高い.
- 抗がん剤に対する感受性はがんの種類を問わず成人より高い.

> 予後は成人のがんに比べ良好であり,5年生存率は小児がん全体を平均して70%を超えている.

❖ 小児がんの治療

> 治療は,化学療法,外科療法,放射線療法を3つの柱とし,必要に応じて造血幹細胞移植が用いられる.

- 化学療法は作用機序の異なるいくつかの抗がん剤を組み合わせて用いる「多剤併用療法」が主流である.

> 個々のがんに対して使用する抗がん剤の種類,投与量,その組み合わせや投与間隔は現在統一化されており,病院間で大きな差はない.これを「プロトコール」とよぶ.

Memo プロトコール
抗がん剤の投与期間とその副作用から回復する期間(休薬期間)を併せて「クール」とよんでいる.クールごとに用いる抗がん剤の種類を変えるのが標準である.がんの種類により異なるがプロトコールは通常5～10のクールから構成される.

> 抗がん剤は,がん細胞だけでなく増殖スピードの早い正常細胞(骨髄細胞,粘膜,毛根)に障害を与える.その結果生じるさまざまな副作用(骨髄抑制,消化器症状,脱毛)への対処が課題である.

Memo 骨髄抑制
抗がん剤により骨髄の特に未分化な細胞が障害を受けること.その結果,貧血,白血球減少,血小板減少などが起きる.

B 栄養療法のポイント

●患者のがんの病期（初発，寛解，再発，終末期）に留意する．

> **One Point**
> **悪液質（症候群）**
> がんの末期などで著しい体重減少，骨格筋の消耗と倦怠を伴う極度の低栄養状態で予後不良である．TNF-αなどのサイトカインの関与が考えられている．

●がん細胞が体内に多く存在するときはがん細胞の代謝特性から消費熱量の増大やタンパク質の異化亢進が起きるので，これを考慮した栄養必要量の設定が大切である．
●各種抗がん剤が副作用としてどのような消化器症状を呈するかを熟知する（表1）．
(1) 嘔気・嘔吐：抗がん剤治療で最も頻度の高い副作用の一つである．投薬開始24時間内にみられる「急性」，それ以後の「遅発性」に分けられる．

> **Pitfall**
> 以前の抗がん剤で強い嘔気・嘔吐をきたした経験から薬剤投与前に嘔気・嘔吐を訴える患者があり，これを「予測性」嘔吐とよんでいる．鎮静剤や制吐剤の早めの投与が必要となる．

(2) 下痢：嘔吐同様「急性」と「遅発性」に分けられる．前者は副交感神経の刺激が，後者は抗がん剤の直接的腸粘膜障害が原因と考えられる．下痢による粘膜障害が強いとその部位から感染を起こす危険性がある．
(3) 便秘：ビンクリスチンなどの植物アルカロイドは蠕動運動を低下させて強い便秘をきたす．投与後数日で便秘が出現するが，投与を終了すると回復する．
(4) 口内炎：化学療法開始数日で発症することが多い．痛みを伴い食欲の低下を招く．口腔内を清潔に保つことが大切で，二次的な感染に注意を要する．
(5) 味覚障害：味覚障害は舌の味蕾細胞の薬剤による直接的障害により起きる．「苦味」を強く感じることが多い．亜鉛や鉄といった味覚に関与する微量元素の不足も影響する．

3. 各種疾患・病態における小児栄養管理

C アセスメント

表1 抗がん剤による消化器系の副作用とその程度

薬剤名	嘔気/嘔吐	下痢	便秘	口内炎
メソトレキサート		○		◎
シタラビン	○	○		○
フルオロウラシル		○		◎
ビンクリスチン			◎	○
パクリタキセル			○	○
シクロホスファミド	◎			○
イホスファミド	○			○
ドキソルビシン	○			◎
イリノテカン	○	◎		
エトポシド		○		
シスプラチン	◎			
アクチノマイシンD		○		
ブレオマイシン				○

消化器系の副作用の程度：◎非常に強い，○強い，印がない薬剤も多少の症状は観察されることが多い．
(NSTのための臨床栄養ブックレット　6，癌，化学療法，褥瘡，AIDS；癌化学療法時の副作用と栄養，文光堂　2010より一部改変引用)

D プランニング

- 可能な限り経口栄養を施行するのが基本である．
- がん治療中には消化器系副作用やストレスの結果，患者は食欲不振に陥ることが多い．食事には以下の工夫が必要となる．
  (1) 患者の希望に合わせて食事は小分けにする．
  (2) 水分摂取量に気をつけ脱水を防ぐ．
  (3) 嘔気が強いときは温かい食事は避ける．
  (4) 味覚変化に留意した味付けを考える．
- 抗がん剤の副作用で嘔吐，下痢や食欲不振が強い場合は経静脈栄養を考える．小児では通常化学療法開始前に長期間の血管確保を目的として中心静脈カテーテルを挿入すること多いので，これを利用して中心静脈栄養（total parenteral nutri-

tion：TPN）を行う.
- 長期間の TPN は抗がん剤による免疫力低下も相まってカテーテル関連感染症を引き起こすおそれがある．特に，bacterial translocation（194 頁参照）には注意する．

体重測定や血液検査はがん治療の各クールの開始前に必ず行い，栄養状態をこまめに評価する．

- 長期間 TPN を行っている患者ではビタミンや微量元素の不足に注意し，その欠乏症状を熟知する（196 頁参照）．
- アスパラギナーゼやステロイド投与中は高血糖をきたす可能性があるので血糖値に特に注意する．

造血幹細胞移植の栄養療法

A 病態の知識

- 造血幹細胞移植とは，抗がん剤や放射線により自己の骨髄造血機能を破壊（前処置）した後，自己あるいは他人の造血幹細胞を輸注する治療をいう．
- 輸注する細胞の種類により，骨髄移植，末梢血幹細胞移植，臍帯血移植に分類される．

移植後，移植片対宿主病（graft versus host disease：GVHD）や拒絶反応を防ぐ目的で長期間免疫抑制剤を投与するため，免疫力が低下し種々の感染の危険が増大する．

Memo 移植片対宿主病（GVHD）
移植のドナーとレシピエントの白血球抗原（HLA）の不適合が大きいとき，ドナーの細胞がレシピエントの臓器を攻撃する反応．急性と慢性に分けられる（表2）．

One Point 生着
ドナーの細胞がレシピエントの体内で造血機能をもつこと．好中球の数が指標とされ，3回の検査で続けて 500/μL を超えるのが通常の定義である．移植の条件により異なるが3週間が目安である．

表2 急性および慢性移植片対宿主病（GVHD）の比較

	急性GVHD	慢性GVHD
発症時期	移植後100日まで	移植後100日以降
症状		
皮膚	皮疹，水ぶくれ	皮疹
肝臓	黄疸	黄疸
消化管	下痢，血便	口内乾燥，嚥下障害，胸やけ，胃痛
肺		喘鳴，呼吸困難
その他		ドライアイ，関節拘縮
治療（予防）	免疫抑制剤，ステロイド（時にパルス療法），メソトレキサート	免疫抑制剤，ステロイド
合併症等	移植後微小血管病変（TMA）*	長期間にわたることがあるのでQOLの低下に留意

*細動脈内皮の障害により引き起こされる病変．下痢などの強い消化管症状と腎臓，肝臓，中枢神経症状を特徴とする．致死率が高い．

B 栄養療法のポイント

- **前処置により腸管粘膜や腸内細菌叢は強く障害される．そのため，前処置中や移植直後より重篤な消化器症状を呈することはまれではない．**
- 前処置時より加熱食を原則とする．白血球数が2,000/μL以上になったのを目安に普通食に切り替える．しかし，生ものはできるだけ避けるべきである．
- 急性GVHDによる消化器系症状が強いときは，絶食を原則としTPNを行う．

C アセスメント

- 基本的にがん化学療法で述べた内容と項目のアセスメントを行う．
- 前処置の段階で栄養障害が生じる可能性もあるのでこの時期の体重測定を含む主観的包括的栄養評価を綿密に実施する．
- 急性GVHDによる消化器症状，特に下痢が強いときはタンパク質や電解質を失う率が高いので頻回にチェックを行い，必要に応じてこれらを補充する．

（久保田優）

16 心理的・精神的領域の疾患

- 小児の心理的・精神的領域の疾患にはさまざまなものがあるが，臨床において栄養がしばしば問題になる疾患として自閉症，神経性無食欲症を本稿ではあげる．
- 栄養必要量，成分に関しては一般の小児と同等と考えてよいが，どちらの疾患においても食事内容に関する精神的な抵抗があり，理想的な栄養量を提示しても実際には摂取できないことも多い．
- 栄養指導は必要であるが，その前提として医療者-患者・家族間の信頼関係の確立が必要である．
- 困難な症例に対しては複数の専門家のチームでの対応が有効な場合もある．例：栄養面に関する厳しい説明を医師や栄養士が行い，心理的援助を看護師や心理士が担当するなど．

自閉症

A 病態の知識

- 自閉症は，社会性や他者とのコミュニケーション能力に困難が生じる発達障害の一種．先天性の脳機能障害であり，米国精神医学会による診断基準 DSM-IV によると第一軸の「通常，幼児期，小児期，または青年期に初めて診断される障害」における広汎性発達障害に位置づけられている．
- 自閉症は症例が多彩であり，健常者から重度自閉症者までの間にははっきりとした壁はなく，境界が曖昧であるため，その多様性・連続性を表した概念を自閉症スペクトラムとよぶ．
- 自閉性障害の基本的特徴は3歳までに症状が現れ，以下の3つを主な特徴とする．
  (1) 対人相互反応の質的な障害
  (2) 意思伝達の質的な障害
  (3) 行動，興味および活動の限定され，反復的で常同的な様式
- DSM-IVにおける広汎性発達障害の下位分類には「自閉性障

害」「レット障害」「小児期崩壊性障害」「アスペルガー障害」「特定不能の広汎性発達障害」があげられる．いずれも上記の特徴のうちの一部分を有し，発達の経過，特徴で区別される．

B 栄養療法のポイント

- 自閉症の子どもはこだわりが強いとされるが，食行動にもこだわりがあり，偏食，むら食いの頻度が，一般小児よりも高いことが知られている．しかし，エネルギー摂取，成長には影響がないことが多い．
- ビタミン B_6，マグネシウムの投与やグルテン，カゼイン除去食が自閉症の症状に有効であるという仮説があるが，結論は出ていない．

神経性無食欲症

A 病態の知識

- 神経性無食欲症は，DSM-Ⅳの診断基準では，以下の4項目を満たすこととされている．
  (1) 年齢と身長に対する正常体重の最低限，またはそれ以上を維持することの拒否（例：期待される体重の85％以下の体重が続くような体重減少；または成長期間中に期待される体重増加がなく，期待される体重の85％以下になる）．
  (2) 体重が不足している場合でも，体重が増えること，または肥満することに対する強い恐怖．
  (3) 自分の体の重さまたは体形を感じる感じ方の障害；自己評価に対する体重や体型の過剰な影響，または現在の低体重の重大さの否認．
  (4) 初潮後の女性の場合は，無月経．つまり，月経周期が連続して少なくとも3回欠如する．
- すなわち体重減少と，その体重に対する認識の異常が中心的な概念である．

B 栄養療法のポイント

- 神経性無食欲症の治療において，はじめに栄養状態を改善することは重要である．再栄養を行わなければ，飢餓に伴う認知障害のために，有効な心理療法ができない．
- 重度の神経性無食欲症に対する再栄養療法においては，refeeding syndrome のリスクがあり注意が必要である（192頁参照）．
- refeeding syndrome は飢餓状態に対して急激に再栄養を行うことによって，心不全，低リン血症，低カリウム血症，低マグネシウム血症，ビタミン B_1 欠乏症などが引き起こされる病態である．
- refeeding syndrome は少量からの栄養開始（600～1,000kcal/日，重症例では 20～25kcal/kg/日），栄養負荷の漸増によって予防可能である（300～400kcal/3～4日）．再栄養開始後約2～3週間は電解質，バイタルサインのモニタリングが必要である．
- refeeding syndrome のリスクが低下したら，体重増加の程度をみながら栄養を増やす．体重増加は通常 0.5～1kg/週のペースでの増加を目指す．最終的に必要となる栄養は 1,800～4,500kcal/日，70～100kcal/kg/日とされるが個人差が大きい．

Memo: DSM-Ⅳ

米国精神医学会による診断と統計のマニュアル．世界保健機構による診断基準である ICD-10 とともに最も広く使われている診断基準の一つ．精神疾患はかつて精神分析理論による概念で分類されていたが，評価者間での一致率が低いことが問題であった．DSM-Ⅳ，ICD-10 ともにその問題点を克服するために，精神医学的問題がどのような現象として現れるかの記述に基づく診断となっている．簡単にいえば症状をならべて，機械的に診断するものである（操作的診断ともいう）．これらの診断基準の意味で注意すべきことは，原因・病因を問うていない点である．診断が同じでも，患者が困っている点は大きく異なることは日常的にある．「こういう診断だから，親子関係がまずいのだろう」というような偏見を持ってはいけない．

（永瀬裕朗）

第4章

チーム医療

1 NST とは

- NST（nutrition support team）とは，患者の栄養（nutrition）について患者本人や医療従事者を支援（support）する多職種からなるチーム（team）である．

A 主な活動内容

- NST は，栄養不良患者の抽出（スクリーニング），アセスメント，プランニング，モニタリングを通して，患者個人にあった栄養療法が提供されることを目指す．
- また，院内スタッフに向けて勉強会などで栄養に関する知識の情報提供，啓蒙活動を行う．

B NST の構成メンバー

- NST のメンバーは医師，看護師，管理栄養士，薬剤師，臨床検査技師，理学療法士（PT），作業療法士（OT），言語聴覚士（ST），歯科医師などの多職種で構成される．

❖ それぞれのメンバーの役割
- 医師：病態を踏まえたうえで多職種から出された栄養プラン内容の統括と決定，主治医との調整など，NST の総括を担う．
- 看護師：日々患者を看る立場から，日常のケアにおけるポイント，具体的な手技・手法を踏まえたアドバイスを行う．
- 管理栄養士：患者個人の栄養必要量の算出，喫食状況調査などからの投与栄養量の算出，濃厚流動食品・サプリメント選択の際のアドバイスなどを行う．
- 薬剤師：使用薬剤・輸液のチェック，および栄養管理と関連のある薬剤のチェックを行う．
- 臨床検査技師：検査データの分析，必要な検査項目のピックアップなどを行う．
- PT・OT・ST などリハビリスタッフ：摂食・嚥下機能や ADL の評価，必要なリハビリテーションのアドバイスを行う．

- 歯科医師：リハビリスタッフとともに摂食・嚥下機能の評価，口腔内環境の評価および口腔ケアに携わる．

C NSTのメリット

- NSTが稼動し，患者個人に沿った栄養管理が実施できるようになることで，次のような効果が期待される．
  (1) 感染症・合併症予防
  (2) 褥瘡発生率の減少
  (3) 術前術後管理による術後早期回復
  (4) 在院日数の縮小
  (5) 患者のQOL向上
  (6) 診療材料の削減

D NSTの課題

- NSTが抱える問題点としては次のようなことがあげられる．
- 多職種連携：多職種間の意識の相違やチーム内での役割が明確化していない場合がある．
- 退院後のフォローアップ：入院中はNSTによる栄養介入がなされるが，退院と同時に終了となってしまうケースが多い．外来へ継続できる体制を整え，シームレスな栄養管理を行うことが必要である．
- コスト面：NST加算をとり収益をあげることが望ましいが，マンパワー不足や，加算対象施設の限定により，算定が難しい現状がある．特に小児病院においては小児入院医療管理料を算定している場合NST加算対象外となる．

E NST活動のポイント

- 多職種で活動を進めていくためには，NSTメンバー内はもちろんであるが，主治医をはじめ，それ以外の医療従事者と相互の連携をうまくとることが重要となる．NSTメンバーの医師を中心として，治療方針や病態を理解したうえで栄養療法を行っていく必要がある．

- 小児の NST の場合，家族が栄養管理の主体となることが多くあるため，家族の意向を取り入れながら進めていく．
- 多職種がかかわることで情報が散在しやすいため，情報の集約方法,伝達方法などを一本化できるような体制作りを行う．
- NST 活動の質の向上には，メンバーのスキルアップが必須である．学会認定の資格取得や，研修会などへの参加を積極的に行い，それぞれの知識と技術を向上することで，実践へと結びついていく．

(和田 碧)

♦♦ NSTって何の略？

NSTと略されていると，知っている人はいいけど，知らない人にはなじみのないもの．インターネットで調べれば，新潟総合テレビや，ノンストレステスト（おなかの赤ちゃんの心拍をモニターする検査）などがでてくるとか．

NSTとはなんのことでしょうか．

nutrition support team の略です．日本語にすると，栄養サポートチームです．

わたしは，NSTとは，「飲み食い(nomikui)・助っ人(suketto)・隊（tai）」の略だと説明しています．そのままじゃないでしょうか？ むしろこっちが正解では？

また，NSTには，大事な3つのポイントが隠されています．Nはnurse．患者の生活をまるごとみまもる（看・護る）看護師が栄養のことに気をつけているかどうかが，NSTがうまくいくかの大事なポイントです．Sはseamless．継ぎ目のない，という意味です．栄養サポートは生活そのもののサポートですから，退院したら終わり，ではだめなのです．外来や在宅を視野に入れた活動が大事．Tはチーム医療です．多職種が有機的に連携して，チームで医療をする．栄養以外をテーマにしたチームとも連携をしていくことも，NSTが機能するための大事なポイントなのです．

(高増哲也)

2 電子カルテとNST

A 電子カルテシステム

❖ 電子カルテシステムの意義
- 医事会計システムのほか,臨床検査(検体検査,生理検査)システム,薬剤システム,放射線部門システム,病理検査システム,給食システム,手術システムなどの部門システムと連携しており,さまざまな情報を個々の患者にひもづいた形で保存できる.
- 情報端末から,いつでもどこでも必要な医療情報を参照・入力できる(ユビキタス環境).
- 紙カルテと異なり,同時に複数の医療従事者がタイムラグのない記録を見ることができる.
- 問題指向型システム(POS)に基づいた記録方法に統一することにより,それぞれの思考過程や判断根拠を明確に示すことができる.特に電子カルテにおける診療記録はSOAPに基づいて記録することが推奨されており,これによってより深いレベルでの情報共有が可能となる.
- 一方で放射線部門システム以外では,メインシステムと各部門システムの共通言語や,施設間の医療情報を交換するためのデータ伝送プロトコルが統一されていないという問題点がある.

❖ 電子カルテの要件
- 医師・歯科医師が作成する診療録のほか,助産録,診療に関する諸記録(医療法第21条,第22条,第22条の2),調剤録などの保存対象が規定されている.
- 真正性・見読性・保存性のいわゆる3基準(表1)や個人情報や安全管理についての留意事項を満たす必要がある.

> **One Point**
> **病院情報システム(hospital information system:HIS)**
> わが国におけるHISの歴史は1960〜1970年代に病院に導入された医事会計システムに始まり,次いで臨床検査部門での情報管理システムが構築され,さらにそれぞれの部門内業務の効率化のために部門ごとに独立したシステムが発達したため,長

表1 電子カルテの3基準

真正性	正当な権限において作成された記録に対し,虚偽入力,書き換え,消去および混同が防止されており,かつ,第三者からみて作成の責任の所在が明確であること.
見読性	保存された内容を,権限保有者からの「診療」,「患者への説明」,「監査」,「訴訟」などの要求に応じて,それぞれの目的に対し支障のない応答時間やスループットと操作方法で,肉眼で見読可能な状態にできること.要求によっては対象の情報の内容を直ちに書面に表示できることが求められることもあるため,紙の記録と同等といえる見読性を確保することが求められる.
保存性	記録された情報が法令等で定められた期間にわたって真正性を保ち,見読可能にできる状態で保存されること

いあいだ各部門間の連携は伝票で行われていた.その後のオーダエントリシステムの開発に伴って部門間の情報伝達の電子化が必要となり,パッケージソフトウエアの開発・普及に貢献した.情報システムに蓄えられている情報を自らの業務に活用したいという医療従事者のニーズは診療記録すべてを電子化する機運を生み,今日の電子カルテシステムの発展につながった.法規制としては,1999年に厚生省(当時)から出された「診療録等の電子媒体による保存について」と題する通知によって基本的な指針が明示され,現在は「医療情報システムの安全管理に関するガイドライン」(厚生労働省)に統合されている.

B NST システムの構築

- 電子カルテシステムを導入しても即座に現状のNST業務に適合したシステム化が達成されるわけではないが,電子カルテ上でNSTシステムを構築することは,NST業務を見直してその手順などを改善するよいきっかけになる.
- システム化や運用方法を検討する場合には,(1)モジュール化,(2)ルール化,(3)手順化に分けて検討するのがよい(図1).

> (1) モジュール化:自院のNSTに必要な機能を明確にして,各職種メンバーやワーキンググループなどでどのように分担するかを定義する.
> (2) ルール化:モジュール相互の連携や手順を明確にする.
> (3) 手順化:モジュールとルールを組み合わせて,制御された仕事の流れを作る.

- NST情報は,患者・フォローアップ項目・時間(評価のタ

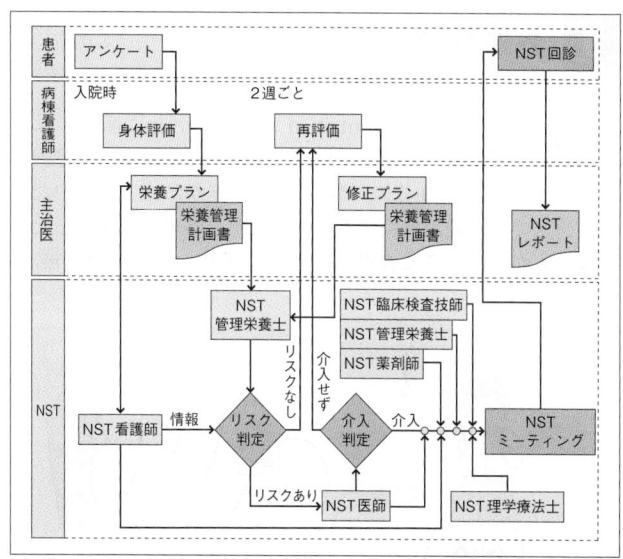

図1 NST業務フローチャート

イミング）という三次元構造をもつ．NSTのミーティングや回診で十分に討議・評価された内容は，NSTレポートとして伝達できるようにフォーマットを整える必要がある．

- 電子カルテでは必然的に「1患者1カルテ」となるので，項目と時間の観点で整理された患者ごとのNST情報を，のちに診療科別・疾患分類別・期間別などの観点で集計することは難しい．そのため，介入患者リストを別個に作成しておくか，すべてを一元管理できるようにNST専用の部門システムを提供してもらう必要がある．

- 鉱山から価値のある鉱石を掘り出すがごとく，日常で蓄積された大量のデータの中に埋没している有用なデータを見つけられるようなデータベース管理（データウエアハウスとデータマイニング）を考慮することが重要である．

文献

1) 秋山暢夫：実践的「電子カルテ論」．薬事日報社，東京，2009.
2) 厚生労働省：医療情報システムの安全管理に関するガイドライン 第4.1版．http://www.mhlw.go.jp/shingi/2010/02/dl/s0202-4a.pdf, 2010.

〔東本恭幸〕

3 外来 NST

- 栄養サポートチーム (nutrition support team：NST) は主に入院患者に対して栄養評価，介入を行っている（栄養管理実施加算，NST 加算の対象）．しかし実際には，入院中だけの介入では問題が解決するとはいえず，外来での継続した栄養介入があってこそ意味がある．つまり，外来 NST が必要なのである．

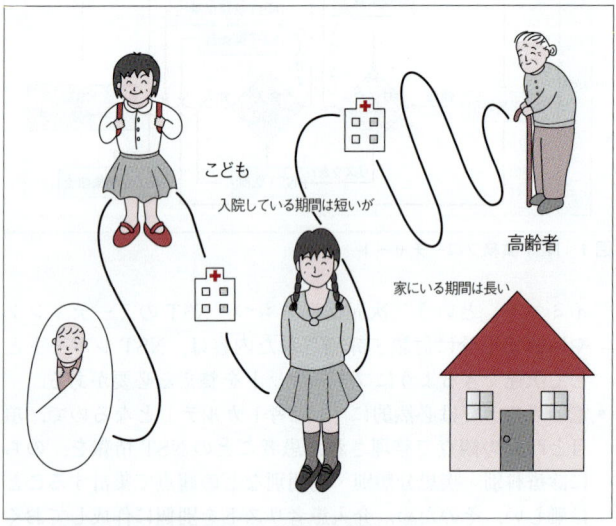

図1 入院している期間は短いが家にいる期間は長い

- 外来 NST は，外来での栄養指導とは異なる．栄養指導は，栄養の専門家が単独で栄養についての診療を行うことをさす．外来 NST は，外来におけるチーム医療であること，つまり多職種が有機的に関与していること，特に外来看護師が役割を担っていることがポイントである．
- 外来 NST が実行力のあるものになるためには，(1) とりあえず外来 NST の活動を開始すること，(2) メンバーの栄養に対する意識向上を図ること，(3) 外来 NST の「しくみ」をつくること，が同時並行的に行われる必要がある．

- とりあえず外来 NST の活動を開始する．ところが，あらたな人員，場所，時間どれをとっても，何もないのが現実である．医師は NST メンバーが併任する．看護師は外来セクションの担当者を新たに設定する．管理栄養士は NST メンバーの中から担当を決定する．
- 対象患者は，入院中に回診され外来でも栄養介入が必要と考えられた患者，外来で主治医または外来看護師が栄養介入が必要と判断した患者とする．
- 対象患者は多くの場合，なんらかの障害を抱えているため，すでに多くの科にかかっているが，栄養の相談窓口がないため，患者は栄養について誰に相談すればよいかわからず，また相談してもそれぞれの医師により説明が異なり判断に迷っていることが多い．また，栄養外来のために通院する回数を増やすのは困難であるので，他科の通院時にあわせて臨時外来を設定するのが現実的であるが，その場合，再診料すら算定できないという問題がある．

A 外来 NST の活動

- 外来 NST は外来患者に対して主に以下のことを行っている．
  (1) 食歴，栄養歴を聴取する
  (2) 定期的な身長/体重の計測
  (3) 成長曲線を作成して確認
  (4) 必要に応じて定期的な身体計測・採血
  (5) 必要に応じて間接熱量測定
  (6) 具体的な栄養の種類や量の設定
- 外来 NST の活動で特に重要なのは，指導した内容を複写式の説明書に記入して，1 枚は保護者に渡し，もう 1 枚は外来カルテに残すことである．これは指導内容が常に主治医に見えるように配慮し，主治医による指導につなげる役割がある．
- 外来 NST の活動は，さらにハイリスクをスクリーニングしたり，栄養剤の規格変更に対応したり，広範囲の対象者に啓蒙活動を行うなど，多様なニーズに対応することもできる．

B メンバーの栄養への意識向上

- 栄養に対する意識が，外来看護師の間で全体的に高まることが重要である．そのためには，外来看護師内での勉強会を行う．栄養については，敷居が高いと感じる看護師も多いため，レベルにあわせたプログラムを用意する．

表1　栄養塾　レベルに合わせたクラス分け

クラス分け	説明のしかた	実際の内容
たまごクラス	生まれてもいない人向き	ざっくばらんに雑談形式で
ひよこクラス	よちよち歩きの人向き	40時間の基礎研修を行う
にわとりクラス	大人歩きしたい人向き	NST専門療法士の資格獲得
つるクラス	空を飛びたい人向き	情報を発信する側の役割
ほうおうクラス	伝説の領域を目指す人	学術論文の作成をする

C 外来NSTのしくみづくり

- 外来NSTにはもともとのしくみがまったくない．場所・スタッフ・診療記録の場所など
  → まずは，できることからはじめる．
- 入院中の情報を外来へ伝達するしくみをつくる．
- 外来NSTのメンバーの役割分担をする．
- 地域医療連携室との情報交換のしくみをつくる．
- 病院の組織としてのしくみや医療報酬上の基盤をつくる（今後の課題）（現在の診療報酬体制では看護指導，栄養指導，栄養管理加算，NST加算，どれにもあてはまらない）．

D 外来NSTがめざす方向

- それぞれの子どもにとって，残存機能を発揮できる過不足ない栄養摂取を可能にすること．
- 消耗状態が原因で起きる入院を減少させること．
- スタッフだれもが栄養について気にかけながら医療を展開できること．
- 主治医の指導だけで栄養についても外来対応ができ，外来

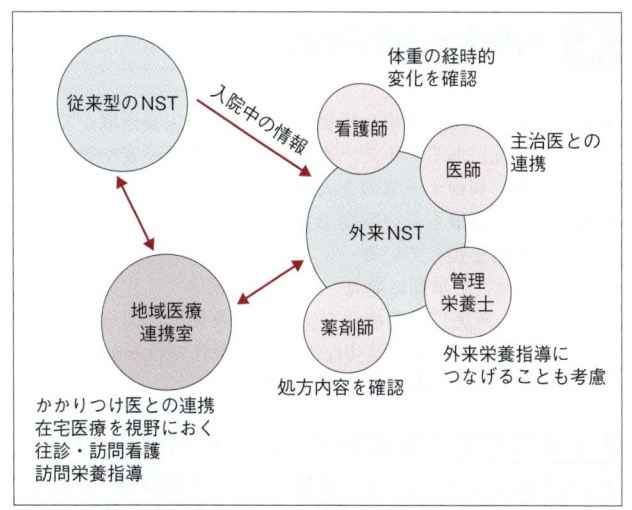

図2 外来NSTのしくみをつくる
本来栄養管理を必要としている患者に必要なサービスを届けられるしくみが必要.

NSTのニーズが減っていくこと.
- 外来NSTの活動を開始すれば，外来NSTの存在の大事さに気づくはずである．保護者のニーズに沿っており，保護者が安心する姿を見て，外来NSTのメンバーはしくみがないなかでも一歩をふみだしてよかったと実感する．

(高増哲也)

♦♦ お湯と粉ミルク，どちらを先に入れるの？

哺乳瓶にお湯を先に入れるか，粉ミルクが先か？ 粉ミルクの作り方の問題です．以前のミルク缶に表記されていた「作り方」には，お湯を注いでからミルクを入れるよう書かれていましたが，最近ではミルクを入れてからお湯を注ぐよう書かれているものもあります．これは，お湯を先に入れるとミルクの計量さじに湯気がつき，缶に戻したときにミルクが付着してしまうことを防ぐためだそうです．

(深津章子)

4 病棟ナースの役割とは

- 入院患者の多くは疾患や侵襲により適切な栄養摂取ができていない状況にある．また，家族もさまざまな不安や迷いを抱えており，病棟ナースの介入を必要としている．
- 病棟ナースは最も長い時間患者・家族と接しているため次のような役割を担っている．
  (1) 栄養障害を**早期に発見**
  (2) 安全・確実に栄養療法を実施し，**身体面に偏らず精神・生活面**からみても適切な方法で行われているかを評価
  (3) 患者・家族への支援体制の調整

A 栄養障害の早期発見→栄養に興味をもとう

- 栄養療法を実施することは看護の大切な要素の一つである．
- 栄養障害は入院前だけとは限らず，入院後の不適切な管理によっても起こりうる．「今目の前の患者さんは適切に栄養を得ることができているか？」という視点をもつことが重要．

B 栄養療法の実施と評価→栄養の基礎を学習しよう

- 病棟ナースは身体・精神・生活すべての面から患者を捉えるため，その気づきや発見は重要である．知識が加わればさらに看護を深め，新たな気づきや発見が生まれるはずである．
- 不適切な栄養管理や身体面に偏った栄養療法で患者・家族が困っているとき，他の職種も納得できる根拠ある提案をしたい．
- 安全・確実に栄養療法を実施し，患者・家族にとって最もよい方法かを評価できるように，栄養療法の基礎を学習する．
- 今自分自身が実施している医療行為にどういう意味があるのか確認することから始めると，興味をもって学習できる．

C 支援体制の調整→医療チーム内の調整役になろう

- 病棟ナースだからこそ重要な情報を得られる場面も多くある．よりよい支援体制を整えるために病棟・外来での連携を図り，多職種の専門知識を引き出して協力を得る調整をすることも病棟ナースの大切な役割である． (中間みどり)

5 外来ナースの役割とは

- 障害や病気をもった子どもたちも,本来の生活の場は家庭であり,地域や学校で友達とともに成長発達していきたいと願っている.さまざまな在宅ケア(口腔ケア・注入・排泄ケア)を抱えながらも,在宅で家族,友人とともにその子らしく生活できるよう,サポートするのが外来ナースの役割である.

A 看護師による栄養の視点

- 栄養は生きていくために必要なものであり,栄養不良の状態が続けば,免疫力の低下から感染症を引き起こすなど,さまざまな合併症を引き起こすリスクが高まる.
- 栄養は生活全般にかかわるものであり,生活全般を見渡す役割はもともと看護師の得意とする所である.

B 外来でのかかわり

- 外来は点と点のつながりだが,そこでの「大丈夫かな?」「前回より何か違うかな?」という感覚は重要である.
- さらに継続という視点では,入院中に受けたNST介入が自宅でどの程度継続されているか,新たな問題は発生していないか.また対象が小児であり,ケアの主体は家族であることが多いため,家族の負担感や疲労感の確認も重要である.

C 観察のポイント

- 診察前後にゆっくりかかわり,家族の大変さを共感しながら,自宅での様子を把握していく.
- 自宅での継続にあたって手技的問題,金銭的問題はないか.在宅栄養療法は長期化するため,本人や家族のストレスを把握し,時には一緒に生活全般の見直しや在宅栄養に費やす時間を見直したり,学校,地域での問題を家族と一緒に考える.
- 口腔内,皮膚,頭皮の変化,消化器症状,体重の変化,食事量の変化,内容の変化,活動量の変化を観察する.
- 医師の説明時には同席し,理解度の確認や説明の補足をし,実施方法を具体的に,家族とともに一緒に考え解決していく.

(原希代美)

6 他のチームとNSTの横の連携

A 総論

- 病院の医療だけでなく，在宅の医療・保健・福祉においても，各種のチーム医療がさまざまなサービスを提供している．それぞれのチームは，テーマとしている対象は異なるが，多職種が複合的にかかわることにより，より効率よく質の高い医療サービスを患者に提供することを目指すという共通の理念がある．NSTは「栄養」というテーマで，チーム医療を行っているが，他のチームと横の連携を密にしていくことで，それぞれのチームがさらに活性化していき，さらによい医療サービスを患者に提供できるようになるのである．

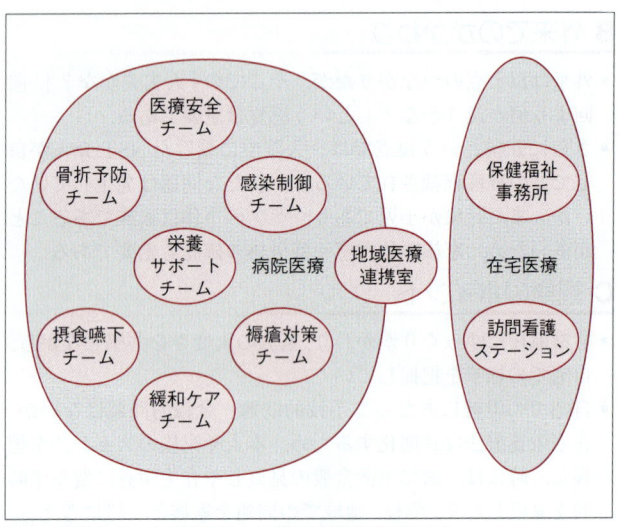

図1　各種のチーム医療どうしの横の連携をすすめよう

（高増哲也）

B 褥瘡対策チーム

❖ 褥瘡とチーム医療
- 近年の褥瘡発生機序や創傷治癒理論の解明により，「褥瘡は看護の恥」といわれていた時代から「褥瘡は病院の恥」に変化し，診療報酬制度上もチーム医療の推進が求められるようになった．現在では入院基本料に関する施設基準，褥瘡患者管理加算，褥瘡ハイリスク患者ケア加算が実施されている（小児も当然対象である）．

❖ 小児の褥瘡の特徴
- **医療機器に関連した褥瘡が多い**：非侵襲的陽圧換気療法（non-invasive positive pressure ventilation：NPPV）マスク，点滴留置針・シーネなどによる圧迫が主要因である．原因が除去されれば治癒も早いが，苦痛の表現が十分にできず，発見が遅れやすいため，細やかな観察と注意が必要である．
- **超低出生体重児**：皮膚が成熟する前に出生するため，皮膚が薄いのが要因である．
- **重症心身障害児（学童期以降）**：学童期に入ると，身長の伸びと殿筋の萎縮，変形・関節拘縮が進み，骨突出が高度となり，褥瘡発生リスクが急激に高まる．また，努力呼吸によるエネルギー消費や介護負担への配慮のための体重制限などにより，栄養障害は中等度から高度を呈することが多い．日頃からの褥瘡予防が重要で，体圧分散用具の使用と適正エネルギー（微量元素を含む）の検討とライフスタイルに合わせた栄養管理が必要である．
- **重症心身障害児（乳幼児）**：乳幼児期は殿筋の萎縮がないので，仙骨部の褥瘡発生はほとんどない．乳幼児に仙骨部褥瘡がみられた場合は，極度のやせ，慢性的な低栄養状態にあることが考えられる．褥瘡の状態に加えて，活気，体重の変化，皮膚のツルゴール，脱水症状などの観察が必要である．特に在宅で過ごす乳幼児ではネグレクトが隠れている場合もある．
- **二分脊椎症**：知覚麻痺と歩行困難・装具の使用，失禁による皮膚の湿潤など，褥瘡発生要因が日常生活に密着しているため，一度褥瘡になると治癒に時間を要する．思春期以降は肥満傾向になることも多く，体重コントロールも褥瘡予防に重要である．
- 「小児」と「褥瘡」を結びつけるキーワードは「栄養」である．

（市六輝美）

C 小児医療における地域医療連携

- 疾患や障害をもちながら地域で生活する子どもたちが，安心して安全に生活できるよう，子どもと家族を中心として病院，診療所，訪問看護ステーション，保健センター，児童相談所，療育センター，教育機関などと連携を図る．➡適切な医療を患者・家族が選択できる．切れ目ない医療が提供される．

❖ **栄養にどうかかわるか**
- 病院の医療から在宅医療へ➡生活スタイルや介護者の希望を考慮し，生活のなかで実現可能なケアへ移行．簡便で安価な方法の選択．深夜のケア（注入，吸引）は極力避ける．
- 関係機関と連携し，適切なケアが継続できるよう調整する．

❖ **実際の取り組み**
- 高度な医療ケアが必要➡地域の医療機関，訪問看護ステーション，他関係機関と退院前訪問や合同カンファレンスで情報交換を行い，予測される問題点や地域での役割分担を明確にして退院後の支援体制を整える．
- ケアの内容が本人・生活時間に合わず，嘔吐で入退院を繰り返す➡往診医や訪問看護ステーションとの連携で注入の内容・量・時間を細かく調整．嘔吐が軽減し生活が安定．
- 家族の希望と教育機関の対応のギャップ➡保護者の意向を確認し外来受診時に教育関係者が同席することやカンファレンスの調整．特別支援学校での講習会に参加し学校生活での課題（ケア内容など）について相互理解を深めることで学校生活の QOL が向上．
- 不適切な養育などで体重増加不良や肥満があるケース➡訪問看護ステーション，保健師，児童相談所，教育機関などと連携し主に食に関する生活環境を把握，支援体制を整える．

❖ **今後の課題**
- 医療者が生活者の視点をもち，子どもと家族のセルフケア能力を引き出す．
- 地域との連携をさらに深め，意見の言い合えるシステム作り．
- 地域の特徴を理解しそれぞれの強みを生かして今ある資源を最大限活用する．

（渡辺智子，益田眞里子）

D 緩和ケアチーム（PCT）

❖ 緩和ケアチーム（palliative care team：PCT）とは
- PCTの理念は，「患者・家族のQOLを向上させるために，緩和ケアに関する専門的な臨床知識・技術により，病院内の医療従事者への教育・支援および患者・家族への直接ケアを行う」(http://kanwaedu.umin.jp/baseline/index.html) ことである．
- PCTは，子どもと家族への緩和ケアの質の向上のためのリソースとなり，主治医や看護師などの医療従事者や子どもや家族とかかわる専門職者と協働・連携をとり活動を行う．

❖ 栄養に関係するケースはどのような場合か
- 終末期の子どもは，全身倦怠感，食思不振，嘔気・嘔吐などを経験し，「食べたい」という楽しみや望みが阻害され，家族も強い苦痛を感じる．また，終末期の栄養補給の方法には医療者も悩むことが多い．

❖ NSTと緩和ケアチームとの連携
- 子どもの心身の苦痛緩和につながる，個々の子どもに応じた栄養療法を検討するために，NSTへの参加が重要になる．
- PCTは，NSTが子どもや家族，主治医，看護師とつながり，ともに緩和ケアが実施されるよう，調整を行う．

❖ 子どもや家族と接するうえで考慮すべきポイント
- 子どもと家族が，栄養療法に関して今何を考え望んでいるのか，ニーズを知ることは基本である．医療者側の憶測や思い込みでケアが実施されることがないようにする．
- 子どもと家族に，この時期に適切で必要な栄養療法に関する情報を伝え，医療者と情報交換を行えるようにする．子どもと家族と医療者が話し合いを行い，栄養に関する疑問や不安などを，解決していけるようにする．
- 子どもと家族が自ら，ニーズや希望を表現することは難しい．子どもと家族の状況や意向は変化することもある．子どもと家族が表現できるよう医療者は環境を整え，子どもと家族中心のケアの軸がぶれていないか，チーム内で確認する．

（有田直子）

E 感染対策チーム（ICT）

❖ ICT の役割と活動内容
- 感染対策チーム（infection control team：ICT）は医師・看護師・薬剤師・検査技師など多職種から構成されている．
- 役割は，(1) 患者を感染症から守ること，(2) 医療者を感染から守ること，(3) 安心して利用できる病院をつくること．
- 主な活動
  (1) 感染対策の普及・推進のための指導と実施状況の確認．
  (2) 職員向け・施設利用者向けに感染症の流行時に感染症対策と施設の対応を知らせ，拡大防止に向けた対応を行う．
  (3) 多剤耐性菌対策として抗菌剤の適正使用の推進．

❖ 小児領域の感染対策の特徴
- 身体の機能が未熟・発達過程にあり重症化しやすい．
- 抗菌剤などを含む使用薬剤に制限がある．
- ウイルス性疾患の流行への対応．
- 飛沫感染する感染症でも接触伝播を考えた感染対策が必要．
- ケアする人と濃厚接触するので伝播しやすい．

❖ 感染対策で難治するケース
- 消化器系の先天疾患（たとえば，短腸症候群）で長期にわたり中心静脈カテーテル（CV）からの栄養が不可欠なケースの CV 関連血流感染の防止．
- 新生児・乳児期に複数回の大手術が必要なケース（先天性複雑心奇形，無脾症候群，多脾症候群，左心低形成など）は，心不全治療と栄養状態により感染のリスクも高くなる．
- 新生児，極低出生体重児の脆弱な皮膚の管理と医療器具（CV・尿管内留置カテーテル・気管挿管・術創など）に関連した全身感染．

❖ 治療と NST と ICT のこれから
- 難治例について，基礎疾患と全身状態・栄養評価・感染症発生のリスクを検討し，患者にとって必要な治療と栄養管理・感染対策が行えるような連携をとることが今後の課題である．
- 治療の妨げとならない感染対策を実践するうえで，主治医と NST，ICT が連携できる組織体系と相談しやすい環境を創ることから連携が始まる．

（陸川敏子）

F NST と医療安全推進室

❖ 小児の医療事故の特徴
- 小児の事故は,成長発達の途上という特性が大きく関与しており,特に転倒・転落など身体的成長にかかわる医療事故は,小児が成長していく経過と関係が深い.
- 疾患があっても,日々,成長発達していく子どもに安全な医療・環境を提供することは,医療安全推進室の目標である.

❖ 栄養に関連した医療事故
- 高カロリー輸液管理中の,補充忘れによるビタミン B_1 欠乏症や,ワーファリン内服中のビタミンKを含む納豆摂取で抗凝血固効果が弱くなること,ビタミンDの吸収障害による骨折など,すべて医療事故につながる事柄である.
- 疾患をもった小児の多くは,栄養面の問題を抱えている.栄養状態の低下による手術後の合併症や,体力の低下による誤嚥など,安全とのかかわりは大きい.

❖ NST と医療安全の協働
- 「安全対策」は特別なものではなく,標準のなかにあることが重要である.患者の情報が患者を取り巻くチームで共有され,日常的に適切な医療・看護が行われていくことが,子どもの安全と成長発達の支援につながる.
- NSTがベッドサイドで,直接患者の栄養アセスメントを行い,その情報が患者を取り巻く多職種と共有され適切な栄養療法が行われる.これらのことが,成長発達,早期回復,有害事象の防止など患者の安全にもつながっていく.医療安全推進室も患者を取り巻くチームの一員である.栄養に関する最新の安全情報をタイムリーにNSTと共有し,ともに安全に取り組むことが必要である.
- 骨折などリスクの高い事象では,骨自体を強くする対策など,長期的視点で取り組む必要性も出てきている.栄養療法は長期的な視点で考えなければならない.NSTと医療安全が長期的な取り組みを協働して行うことで,子どもの安全と成長発達を支援していくことにつながる.

(西角一恵)

♦♦ 栄養の片隅

核酸
　栄養学では，糖質，タンパク質，脂質が三大栄養素であるという．一方，生物学では，生物を構成している重要な物質のひとつに核酸をあげる．核酸はヌクレオチドが連結した鎖であり，DNAとRNAからなる．ヌクレオチドは窒素性塩基と五炭糖とリン酸基からなり，窒素性塩基のうち，プリンといわれている成分は，栄養学でも姿を現すが，それ以外ではほとんど出てこないのはどうしてなのだろう．ちなみに，生物の「エネルギー通貨」の役割を果たしているATPも，窒素性塩基と五炭糖とリン酸基からなっている．

カルニチン
　脂肪酸（主に長鎖脂肪酸）をミトコンドリアに運搬し，エネルギー産生に利用するうえで必須の役割を果たしているビタミン様物質で，アミノ酸から生合成される誘導体．栄養学で取り上げられることは少ないが，よく食品に添加されており，また医薬品もある．

オルニチン
　アミノ酸の一種で，尿素回路を構成する物質のひとつ．アルギニンの分解によって生成する．シジミやだだちゃ豆に豊富に含まれる．肝機能を改善し，疲労回復を助けるとして，サプリメントになっている．

コエンザイム Q_{10}
　電子伝達系で，ミトコンドリア内膜で電子の仲介をしている．老化に従って減少することから，老化防止，若返りのイメージでサプリメントになったが，最近は以前ほど注目されていないようである．

ポリフェノール
　光合成によってできる植物の色素や苦みの成分で，抗酸化作用があるとされる．カテキン，アントシアニン，タンニン，ルチン，イソフラボン，クルクミンなどが含まれる．

（高増哲也）

第 5 章

ちょっとした疑問 Q&A

① 下痢のときにふさわしい飲み物は？

- 脱水状態をスポーツ飲料やお茶では改善できない．脱水状態を改善するには，水分だけでなく，体液に含まれる電解質（ナトリウム，カリウムなど）を補給する必要がある．
- 市販スポーツ飲料にもナトリウムやカリウムが含まれており，ある程度の電解質補給はできるが，すでに喪失した水・電解質を補給（改善）するには不十分である．発熱や下痢，嘔吐による軽度から中等度（体重の2％以上）の脱水状態を改善するには，経口補水液（oral rehydration solution：ORS）による経口補水療法（oral rehydration therapy：ORT）が推奨されている（表1）．
- ★ORSには，水分と電解質を速やかに体内へ吸収させるため，塩分（ナトリウムイオン）と糖分（ブドウ糖）が一定割合で配合されている．塩分と糖分の比率が重要であり，世界保健機関（WHO）や米国小児科学会（AAP）などでORSの組成に関するガイドラインが策定されている．

表1 ORSガイドラインと市販経口補水液およびスポーツ飲料の組成

		メーカー	ナトリウム mEq/L	エネルギー Kcal/100mL	糖 g/100mL
海外ガイドライン	WHO (2002年)	—	75	—	1.35
	AAP (1985年)	—	40〜60	—	2.0〜2.5*
経口補水液	OS-1®	大塚製薬	50	10	2.5
	アクアライトORS®	和光堂	35	16	4
スポーツ飲料	ポカリスエット®	大塚製薬	21	27	6.7
	アクエリアス®	日本コカ・コーラ	15	19	4.7

*炭水化物とNaモル比は，2：1を超えない．

（鳥井隆志）

② 成人で汎用されている栄養療法が小児でも有効?

❖ 半固形化栄養剤

● (1) すでに半固形状になっているもの (市販の半固形化栄養剤), (2) 液体栄養剤+半固形化剤 (ゼラチン, ペクチン, でんぷん, 寒天など), (3) ミキサー食などがある (表1).

表1 半固形化栄養剤の種類と特徴

	市販半固形化栄養剤	半固形化剤 (200mL 調合にかかる半固形化剤の費用)		ミキサー食
製品名	ハイネゼリー AQUA テルミール PG ソフト	イージーゲル (約80円) ソフティア (約50円) REF-P1 (100円) トロメリンEX (約18円) 即溶性顆粒寒天 (約16円)	+液体 栄養剤	
利点	すぐに 使用可	栄養剤, 半固形化剤の種類が豊富 低コスト		家族と同じ食事 低コスト 栄養剤の購入不要
欠点	食品のため購入要 (約1円/kcal)	調合必要 粘度調節必要		調理必要 粘度調節必要

- 細径のバルーン式胃瘻ボタン (16Fr) からも注入可能である.
- ★ 液体栄養剤による, 胃食道逆流現象, 下痢, 胃瘻からの漏れなどの合併症を軽減できる.
- 小児でも短時間 (50mL を 2~3 分間) で注入できるため注入時間を短縮化できる.

> **One Point**
> 半固形化栄養剤を導入する場合, 1日1回50~100mL/回から開始し, 液体栄養剤の1回投与量まで徐々に増量するとスムーズに導入できる. ミキサー食を使用する場合, ミルク, 液体栄

養剤以外に食事を摂取したことがない場合は、アレルギーに注意する．

❖ 免疫賦活経腸栄養剤（immuno-enhancing diet：IED）
- 各種のアミノ酸（アルギニン，グルタミンなど），n-3 系脂肪酸（魚油に多く含まれる EPA，DHA など），γ-リノレン酸（n-6 系脂肪酸），核酸，抗酸化ビタミン（ビタミン A，C，E，など）などの免疫能を増強・修飾する成分を多く含む栄養剤．

> **Pitfall**
> アルギニンは一酸化窒素（NO）を供給する基質となる．重症感染症のときにアルギニンを多量に投与すると NO の過剰産生をきたし，炎症反応促進，血管拡張作用による血圧低下をきたすため注意を要する．

- 日本で使用可能な IED：オキシーパ®，インパクト®，イムン®，サンエット-GP®，アノム®．
★ 成人領域において，周術期，急性呼吸不全，重症感染症の患者に使用することが推奨されている．小児に対する IED 使用の研究は少ないが，その有用性に関してはいくつかの報告がある．現時点では免疫栄養法が成人と同様，小児においても推奨されるかどうかについてはまだ結論が得られていない．今後，小児用 IED 製品の開発，有用性に関する報告が期待される．

❖ GFO®（大塚製薬）
- G（グルタミン），F（ファイバー：水溶性食物繊維），O（オリゴ糖）を含むサプリメントで 1 袋（15g）に G 3g，F 5g，O 2.5g が含まれる．
- 各成分の効果
  (1) グルタミン：胃～直腸までのすべての腸管粘膜細胞が増殖するために必須のエネルギー源となるアミノ酸．グルタミンはわが国のアミノ酸輸液製剤に含まれていないため，経腸的にしか摂取できない．
  (2) ファイバー：腸管粘膜増殖促進，腸管蠕動活性化作用を

有し，消化・吸収能を向上させる．
(3) オリゴ糖：腸内常在菌であるビフィズス菌，乳酸菌などのいわゆる善玉菌の栄養となり腸内細菌叢の正常化を図る．

★成人では1日3袋（45g）の服用で必要な各栄養素を摂取できるといわれている．

❖ 小児に導入する際に注意する点は？

● 半固形化栄養剤を使用する際には，エネルギー量に見合った水分量が含まれているものを使用する（0.8〜1kcal/g）．ミキサー食の作り方については，188頁参照．

■ 小児におけるGFO®の1日投与量の目安は〜3歳：1袋，〜15歳：2袋，15歳〜：3袋である．

★免疫賦活経腸栄養剤の有効性のエビデンスはまだ少なく，推奨されるとの結論はまだ得られていない．

（髙見澤滋）

♦♦ 平均って？

「わが子の体重が平均値より低いのですが大丈夫でしょうか」と，母親が主治医に相談した．主治医は成長曲線に体重をプロットしながら「確かに体重は平均より少ないけれど標準範囲内だし，ラインに沿って増えているから問題ない」と説明した．母親はなお「いつか平均値までいくでしょうか」と聞いた．主治医は「平均値になるかもしれないし，ならないかもしれない．でも，平均値になることが大切でなく，その子なりに成長していることが大切なのですよ」と説明し「この子は機嫌がよく元気で，月齢相当の発達もみられる．数字だけにとらわれてはいけません」とも付け加えた．小児に携わる医療従事者はこの主治医のメッセージを忘れずにいたい．

（深津章子）

③ 注入用ミキサー食の作り方

- 注入用ルートを通過する状態になった半固形の食品なら基本的に何でも OK である．家庭では，家族の食事から取り分けてミキサーする．病院では衛生面と効率を図るため主食とおかずそれぞれを半固形の状態で提供する．
- ミキサー食のはじめ方：元々口から食べていて胃瘻造設した場合は，今まで食べたことのある食材から開始．ミルクや栄養剤のみから開始する場合は，おかゆミキサー→おかゆ＋芋→おかゆ＋芋＋野菜と，離乳食をすすめるように食材を増やしていく．

★注意が必要な食材
- わかめ，きぬさや，竹輪の皮などぺらぺらした食材
- レンコン，ふき，タケノコ，えのき，ミカンの袋，トウモロコシなど繊維が多い食材．夏のピーマン，なす，トマトなど皮が残りやすいものは皮をむいて使用
- 繊維が細かくなりにくい魚（タラ）や堅くなりがちな魚（マグロ）．
- 酢豚用かたまり肉や鶏皮，皮つきウインナー．
- 家庭では，ミキサーしにくい食材は，栄養剤や粥と一緒にするとうまくいくとの声が聞かれる．

One Point
- 口から食べて残りを胃瘻注入する場合，おいしい味やきれいな色が必要なので，作った料理をミキサーしてそれぞれの器で提供する．
- 炊き立てご飯にお湯をかけてミキサーもできるが，おかゆのほうがなめらかになる．
- 自宅では，ハンバーグ，焼き魚，煮物，肉じゃがなどの一般的な料理や生のフルーツ，納豆，牛乳，ヨーグルト，菓子類など注入することができる．主食はうどんやそうめん，パン粥などのミキサーも OK
- 病院では味なしで提供しているが，自宅では年齢に見合った味付けでよい．

（南澤敦子，高見澤滋）

④ 胃瘻造設まで家族とどうかかわればよい？

❖ **胃瘻が必要な子どもとは？**
- 胃瘻を必要とする子どもは，食道閉鎖症などの器質的疾患により胃瘻を必要とする場合と重症心身障害児をはじめとする経管栄養法が必要な子どもの QOL や ADL の向上を目的に，経管栄養法を経鼻栄養カテーテルから胃瘻に変更する場合がある．

❖ **胃瘻って何？**
- 家族は「おなかに穴を開けて痛くないのか？」「お風呂は入れるの？」「自分（家族）に管理ができるのか？」「怖い」など，胃瘻に対する漠然とした不安をもっている．そのため，胃瘻カテーテルの実物とモデル（人形），パンフレットを用いてオリエンテーションを行う．家族が実物を手にとって触れ，胃瘻カテーテルの構造やケア方法を知ることで，胃瘻のある子どもの具体的なイメージにつながる．また，胃瘻のメリット・デメリットを説明する．手術にあたっては全身麻酔や手術の合併症，胃瘻トラブルの説明も必要である．
- また，盲点なのが胃瘻にかかわるコストの説明である．胃瘻ケアには意外にコストがかかるという声を家族からよく聞く．ライフスタイルや家族の希望を確認し，予備の接続チューブの購入などについても説明するとよい（247 頁参照）．
- ★家族への説明は医師と看護師が協働して行うことが重要である．説明やオリエンテーションも 1 度ではなく，家族の状況に合わせて時間や回数をかけて行うこともある．

❖ **子どもの胃瘻，どう考える？**
- 高齢者では老化により食べられなくなるのは自然な流れであり，胃瘻造設による生命の延長は倫理的にどうなのかと考えられている．
- ただし，小児は身体的にも精神的にも成長発達の真っ只中にあり，いろいろな機能を獲得していく，可能性が未知数である．

（市六輝美）

⑤ ミルクから栄養剤への移行はどのタイミング？

- 通常の発育ではミルクによる栄養から食事へと移行するが，経管栄養児は成長にしたがってミルクから栄養剤へ移行（切替）することになる．一般的に1歳代での移行が多い．
- 小児（1歳以上）を対象とした小児用栄養剤が市販されているが，ここでの栄養剤は使用頻度の高い成人用栄養剤とする．

★ミルクから栄養剤への移行で問題となる例

・事例A：移行時期が遅すぎる—移行時期を逸しミルクのみで管理されている3歳児．
[起こりうるリスク] タンパク質不足と脂質過剰による体組成の異常（肥満）

・事例B：移行時期が早すぎる—体重増加不良に対し成人用栄養剤を注入する3ヵ月児．
[起こりうるリスク] タンパク質過剰による腎溶質負荷の増大（高窒素血症，脱水，浮腫）／カゼインと胃酸の凝固物による消化不良／乳糖以外の糖質の消化不良／ビタミンD不足／Na，K，Cl過剰による腎溶質負荷増大

One Point
- 離乳食を開始する感覚で6ヵ月過ぎからミルクの一部を栄養剤に切り替えて，栄養剤の割合を増やしながら，離乳完了時期の目安である1歳半頃に全量栄養剤とする方法もある．
- 全量を栄養剤に置き換えるのは1歳以降を目安にするとよい．それより早い時期に移行する場合は，消化吸収能，腎機能，鉄欠乏性貧血などを観察する．
- 成長発達や修正月齢も考慮する．患者によっては年齢に関わらずミルクが適切な場合もある．

Memo
- フォローアップミルクの使用は満9ヵ月からと推奨されている．
- 月齢の低い児に高エネルギー密度の栄養を投与したいときは，高濃度に調整した育児用ミルクを使用できる．
- 小児用栄養剤として，経口摂取を目的としたリソース®ジュニア，経管摂取を目的としたアイカソル®ジュニアがある．前者の対象年齢は1歳以上，後者は3歳以上14歳までである．

(深津章子)

第6章

トピックス，知っておきたい概念

① refeeding syndrome

- refeeding syndrome とは，高度の栄養不良者に不適切な栄養法を開始した際にみられるさまざまな副作用の総称のことで，低リン血症がその症状の中心となる．神経性無食欲症の再栄養時に多い（161 頁参照）.
- 臓器症状を**表 1** に示す.
- ★電解質異常は 3 日以内，心不全症状は 1 週間以内に生じやすい.

表 1　refeeding syndrome における各臓器の症状

●循環器系	●神経系	●筋骨格系	●消化器症状
心不全 不整脈 突然死 低血圧 ショック	せん妄・幻覚 昏迷・昏睡 知覚異常 運動失調 痙攣	横紋筋融解 脱力・筋肉痛 横隔膜弛緩	肝障害 嘔気 食思不振 急性膵炎
●血液免疫系	●腎泌尿器系	●内分泌系	●呼吸器系
溶血 血小板減少 白血球機能低下	急性尿細管壊死 代謝性アシドーシス	高血糖 インスリン抵抗性 骨軟化症	肺水腫 呼吸障害

❖ 発症のメカニズム

- 飢餓状態では血清値は見た目正常でも細胞内の P, Mg, K などの電解質の枯渇を招く.
- 炭水化物負荷→インスリン分泌増加

⇒ 細胞内への糖，P, Mg, K が細胞内へ移行→低 P, K, Mg 血症→さまざまな臓器症状
　　腎での Na 再吸収増加→ Na 貯留，水分貯留→心不全，肺水腫など

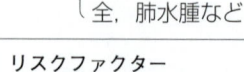

リスクファクター

・神経性食思不振症　　・理想体重から 80% 以下の体重減少
・10〜14 日以上適切な栄養をされていない患者
・1〜2ヵ月での 10% 以上の急な体重減少（過激なダイエットなど）
・クワシオルコル　　・マラスムス

- 慢性的な低栄養（コントロールされていない糖尿病，悪性腫瘍，先天性心疾患，慢性肝疾患など）
- 吸収不良症候群（炎症性腸疾患，囊胞性線維症，慢性膵炎，短腸症候群など）
- 脳性麻痺などの嚥下障害　・ネグレクト　・術後患者

❖ 予防と管理

- 過剰な糖負荷が誘因となる．少ないエネルギーから徐々に漸増することが重要である．"start low, and go slow"
  - 10〜20kcal/kg/日で開始し，7日かけて目標のエネルギーまで漸増する．
  - いったん refeeding syndrome を生じたら，投与エネルギーを 50%に減量し，漸増し直す．
  - 電解質異常は適宜補正（乏尿例では利尿がついてから）．
  - ビタミン B 群補充
  - 1,000kcal 当たり 20mEq 程度リンを投与しておく．
  - 特にリンは低下してきたら積極的に補充する．経口では P として 0.1〜0.2g/kg/日分 4 投与

表2　経静脈的な補正

	絶対的な治療対象	投与量
P	症状あり or 血清 P 1.5mg/dL 以下	0.08〜0.24 mmol/kg 6〜12 時間かけて　max 15mmol/回
Mg	症状あり or 血清 Mg 1.0mg/dL 以下	25〜50 mg/kg 4 時間以上かけて　max 2,000mg/回
K	症状あり or 血清 K 2.5mEq/L 以下	0.3〜0.5 mEq/kg 1 時間以上かけて　max 30mEq/回

- 輸液の際の配慮
  - 通常使われる維持輸液（ソリタ T3®，ソルデム 3A®，リプラス 3 号®）にはリンを含まないものが多い．
  - ソリタ T2®，フィジオ 35® は 10mmol/L の P を含み，10kg 未満なら維持量の輸液で 1mmol/kg/日の P を補充できる．

（露崎　悠）

❷ bacterial translocation

> バクテリアルトランスロケーションとは腸管内に存在する細菌や毒素が腸管壁を透過し,全身へと移行する現象のことをいう.

- 原因は腸管バリアの低下によるもので,腸管に栄養が入っていない場合に起こる.
- 細菌や毒素が全身へ移行すると重度の感染症や敗血症,時にはショックを引き起こす.

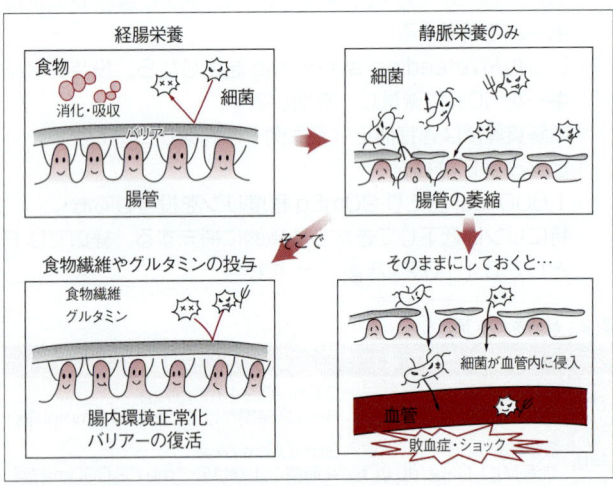

図1 バクテリアルトランスロケーションとは？

❖ 予防法

- 経腸栄養の早期開始:第1選択とする.腸管粘膜の萎縮は絶食後48時間で起こるともいわれており,経腸栄養の意義は大きい.腸管に障害があり経腸栄養が難しい場合に限り以下の対策をとる.
- 腸内細菌叢のコントロール:ビフィズス菌,オリゴ糖,食物繊維などを投与し,腸内環境を正常化する.
- 腸管粘膜に栄養を:腸管粘膜の栄養であるグルタミンを投与.

（和田　碧）

③ ビタミン

- 生きるうえで必要な栄養素のうち,直接エネルギー源となる3大栄養素ではない有機化合物であり,特異的な代謝反応に関与している.生体内で合成できない.
- 水溶性と脂溶性に分けられる.水溶性はB群(8種)とC.脂溶性はA,D,E,Kの4種.

	別名	役割	欠乏症
B_1	チアミン	糖代謝	脚気,ウェルニッケ脳症,乳酸アシドーシス
B_2	リボフラビン	糖・アミノ酸代謝(FADの基質)	口内炎,口角炎,舌炎,視力低下
B_3	ナイアシン(ニコチン酸,ニコチン酸アミド)	エネルギー代謝(NAD, NADHの基質)	皮膚炎,筋力低下,食欲低下,ペラグラ
B_5	パントテン酸	CoAの基質	皮膚炎
B_6	ピリドキサール ピリドキサミン ピリドキシン	アミノ酸代謝 神経伝達	皮膚炎,貧血,精神症状
ビオチン	B_7	糖新生・脂肪酸合成	皮膚炎,悪心,嘔吐,食欲低下
葉酸	B_9	核酸合成	貧血
B_{12}	シアノコバラミン ヒドロキソコバラミン	DNA合成	悪性貧血,神経症状
C	アスコルビン酸	抗酸化作用 創治癒,Fe吸収	壊血病

	役割	過剰症	欠乏
A	網膜細胞機能	筋力低下 四肢病	夜盲症,皮膚障害
D	骨代謝 Ca, Pの代謝	石灰化 腎障害	クル病
E	抗酸化作用 細胞膜保護		筋萎縮,神経炎
K	凝固機能	溶血	出血傾向

(高増哲也)

④ 微量元素欠乏症

表1

微量元素	基準値（血漿中）	欠乏症状	過剰症状	欠乏症での血液検査での変化	多く含む食物
Fe（鉄）	60～200 µg/dL	貧血，動悸，口内炎，爪変形，便秘，神経過敏，発育遅延，異食症（氷を好む，など）	易感染性，肝障害，神経障害，糖尿病	Fe低値，TIBC高値，フェリチン低値	豚レバー，鶏レバー，牛ヒレ肉，アサリ，シジミ，ヒジキ，高野豆腐
Zn（亜鉛）	88～112 µg/dL	皮膚炎，脱毛，下痢，体重増加不良，味覚異常，貧血，易感染性	銅欠乏，悪心，貧血	Zn80µg/dL以下で潜在欠乏（65以下で欠乏症診断的），ALP低値	カキ，アーモンド，栗，ココア，チョコレート，煮干し，プロセスチーズ，かき，まだけ，しいたけ
Cu（銅）	70～160 µg/dL	白血球減少，貧血，血管異常，骨粗鬆症，神経障害，発育遅延	溶血性黄疸，肝障害，神経・精神障害，腎尿細管障害，心筋症，関節炎	Cu・セルロプラスミン低値，乳酸・ピルビン酸上昇	カキ，カニ，大豆，小豆，アーモンド，枝豆，イカ，牛レバー
Mn（マンガン）	0.52～2.4 µg/dL	耐糖能低下，成長障害，性腺機能低下，運動失調	Parkinson様症状，痙攣，膵炎	Mn低値	ナッツ類，穀物（米），煎茶
Se（セレン）	30～75 µg/dL	爪の白色変化，不整脈，心筋症，白筋症，下肢の筋肉痛，易がん性，易感染性	爪の変形・脱落，脱毛，成長障害，神経症状，皮膚障害	Se低値，CK上昇	魚介類，煮干し，かつおぶし，魚肉ハム，チョコレート，卵，レバー
Mo（モリブデン）	—	息切れ，頻脈，悪心，嘔吐，視野暗点，夜盲症，神経過敏，昏睡	銅欠乏，高尿酸血症，痛風様症状	メチオニン上昇，尿酸低下	ナッツ，穀物

微量元素	基準値（血漿中）	欠乏症状	過剰症状	欠乏症での血液検査での変化	多く含む食物
Co（コバルト）	—	ビタミンB12欠乏（大球性貧血，食欲低下，体重増加不良，成長障害）	多血症，甲状腺腫，下痢	ビタミンB12低値，メチルマロン酸尿	卵，牛乳，乳製品，レバー，牛肉，豚肉，イワシ，ニシン，サバ
I（ヨウ素）	3.7~14.0 µg/dL	甲状腺機能低下（便秘，全身倦怠感，学習能力低下）	甲状腺機能低下（便秘，全身倦怠感，学習能力低下），甲状腺腫	TSH，コレステロール上昇，血清T3・T4低下	昆布，ヒジキ，ワカメ，海苔，寒天
Cr（クロム）	1~5 µg/dL	耐糖能低下，糖尿病，成長障害，末梢神経障害，運動失調	間質性腎炎，横紋筋融解症，肝障害	血糖，血清コレステロール上昇	コショウ，仔牛レバー，卵黄，カキ，ピーナッツ

表2

	静脈栄養時の推奨投与量	エレメンミック®2mL中
Fe	20~200 µg/kg/日	1,950 µg（35 µmol）
Zn	50~400 µg/kg/日	3,920 µg（60 µmol）
Cu	20~50 µg/kg/日	320 µg（5 µmol）
Mn	1~50 µg/kg/日	55 µg（1 µmol）
Se	2~3 µg/kg/日	
Mo	0.2~0.25 µg/kg/日	
I	1 µg/kg/日	127 µg（1 µmol）
Cr	0.05~0.2 µg/kg/日	

エレメンミック 0.2mL/kg で推奨量をだいたい満たすことになる．
Se を含まないことに注意！

重症心身障害児においては基礎代謝量の減少のため，一般に体重当たりの投与エネルギーは低く設定されていることが多い．そのため，投与する経管栄養剤の量そのものが少なく含まれる微量元素の量を意識しないと容易に欠乏症に陥りやすい．

難治アトピー性皮膚炎のふれこみで，過剰な栄養制限をされている児にしばしば亜鉛欠乏症はみられる．栄養状態の改善で皮膚も劇的に改善する．

（露崎　悠）

⑤ 必須脂肪酸欠乏症

- 必須脂肪酸 (essential fatty acid：EFA) とは：体内で，飽和脂肪酸に1つの二重結合を生じさせ，一価不飽和脂肪酸をつくることはできる．しかし，二重結合が2つ以上ある多価不飽和脂肪酸は，合成できない．そのため食事から摂取する必要がある長鎖多価不飽和脂肪酸．n-3系脂肪酸ではα-リノレン酸，n-6系ではリノール酸が代表的な必須脂肪酸である．
- n-3系脂肪酸：抗コレステロール・トリグリセリド作用，制がん作用，抗血栓作用，抗炎症作用，抗動脈硬化作用，脳機能改善作用など
- ★ n-6系脂肪酸：プロスタグランジン前駆体，抗アレルギー作用
- n-3，n-6系が減少すると，n-9系の反応が進行し異常な脂肪酸5,8,11-エイコサトリエン酸 (別名　ミード酸) が増加する．
- 必須脂肪酸欠乏症 (essential fatty acid deficiency：EFAD) の指標：血清中の脂肪酸分画をチェックする．
  → n-6系脂肪酸　リノレン酸，アラキドン酸の減少
  n-9系脂肪酸　5,8,11-エイコサトリエン酸 (C20：3n-9) の増加 (通常検出されない)

$$\frac{エイコサトリエン酸 (C20：3, n-9)}{エイコサテトラエン酸 (C20：4, n-6)} > 0.4$$

triene-to-tetraene ratio が 0.4 以上で診断的である．

- EFAD の症状
  (1) 皮膚の乾燥，鱗屑状変化，丘疹，脱毛など
  (2) 脂肪肝
  (3) 免疫不全・血栓形成・血小板減少
  (4) 小児では成長障害，脳発達の障害
  (5) 欠乏症状が出現するのは，血清脂肪酸構成に変化が現れてから，数週間から数ヵ月後といわれる (肥満では必須脂肪酸欠乏になるのに時間がかかる)．

EFADの治療
(1) 必須脂肪酸の投与
(2) 0～5ヵ月では約5g/日　5～11ヵ月では約6g/日　乳児期以降では総エネルギーの4%の必須脂肪酸が必要
(3) n-6/n-3比　4：1
(4) 脂肪乳剤の経静脈的投与では0.3～0.5g/kg/日の脂質の投与で必須脂肪酸を補充できる

Pitfall
代謝疾患，吸収不良症候群，乳び胸などでMCTミルクで栄養時は脂質はほとんど中鎖脂肪酸であり，必須脂肪酸を含まない．医原性にEFADを起こしうる．

Memo　n-3系，n-6系，n-9系
脂肪酸の炭素鎖の端のメチル基から最初の二重結合の炭素までの炭素数の数により脂肪酸を命名している．n-3系では端から3つめの炭素に二重結合がある．

（露崎　悠）

♦♦ 母乳

　出産すれば母乳が自然と出るように思われがちだが，そう簡単な話ではない．産後早期から赤ちゃんに乳首を頻繁にくわえさせ分泌を促すことが必要である．また，赤ちゃんの口がお母さんの乳首をうまくくわえられないケースもあるし，吸う力が弱い場合もある．おっぱいの分泌が少ない場合もあるし乳腺炎や乳頭亀裂などの母体のトラブルも起こりうる．産後すぐは赤ちゃんもお母さんもおっぱい初心者で授乳がうまくいかないことが多い．助産師などからの具体的なアドバイスと励ましが，母乳育児の実践に重要な役割を果たしている．

（深津章子）

⑥ ケトン食

- **ケトン食とは**：てんかんの痙攣を予防するために，糖質を限りなく低減した食事．主に脂質とタンパク質で構成され，特に高脂質とする．

  飢餓やグルコースの不足時には，脂質をミトコンドリア内でβ酸化し，アセチル CoA を産生するが，アセチル CoA はミトコンドリア膜を通過できないため，ケトン体にして通過させ，血中に入り脳に運ばれてエネルギーとなる．このケトン体に，抗痙攣作用があると考えられている．

- **ケトン指数（K/AK）の算定（Woodyatt の式）**

$$\frac{0.9F+0.46P}{C+0.1F+0.58P}$$

（F：脂質，P：タンパク質，C：糖質）

ケトン指数 2 以上でケトン体が生成される．通常，ケトン指数 3 ないし 4 で治療を行う．

- ★ **ケトン食の実際**：経口摂取が可能な患者に対して，

  夕食例　クリームスープ（生クリーム 15.0/コンソメの素 0.3），なす中華炒め（なす 20.0/こんにゃく 15.0/ごま油 10.0/しょうゆ 3.0/だし汁 5.0），ムニエル（たら 20.0/白菜 30.0/サラダ油 15.0/だし汁 5.0/クリームチーズ 10.0）

  経腸栄養の患者の場合　明治乳業ケトンフォーミュラ（817-B；ケトン指数 3）を使用．母子愛育会の提供．

> **Pitfall**　ケトン食実施中に糖質を摂取してしまうと効果がなくなってしまうので，細心の注意が必要である．嘔気などの副作用が強くて断念する症例もある．

> **Memo**　歴史的にはヒポクラテスの時代よりてんかんの治療として絶食療法が存在したが，1900 年代初頭に，絶食療法に代わる治療としてケトン食が確立し，有効性が示された．この食事療法はバルプロ酸をはじめとする抗痙攣薬の開発により一時衰退していたが，近年また多くの施設で行われるようになってきている．1997 年のメリル・ストリープ主演映画「誤診」（原題：...first do no harm）もこの治療が広く知られることに貢献した．

（小坂　仁）

⑦ NPC/N 比とは

- **NPC/N 比**とは，Non-protein calorie/nitrogen ratio（非タンパク質カロリー/窒素比）のことで，

> [総エネルギー] − [蛋白質によるエネルギー]（カロリー）/ [蛋白質]（g）× 0.16（蛋白における窒素の割合）

で求められる．つまり，非タンパク質カロリーを窒素量で割った数値である．

- タンパク質の摂取に比して，タンパク質以外の摂取が十分でなければ，タンパク質が分解されたアミノ酸は窒素分子を切り離して糖質となり，タンパク質合成ではなくエネルギー産生に使われるようになる．この場合，窒素は尿素として腎臓から排出されることになる（図1）．そうならないように，NPC/N 比を計算して，適正な数値とすることが勧められている．
- ★NPC/N 比は通常 150 くらいが望ましいとされ，ストレス時には小さくし，小児では 200〜250 に，腎不全ではさらに高く設定することもある．
- しかし，NPC/N 比の数字の示すところはイメージしがたい．

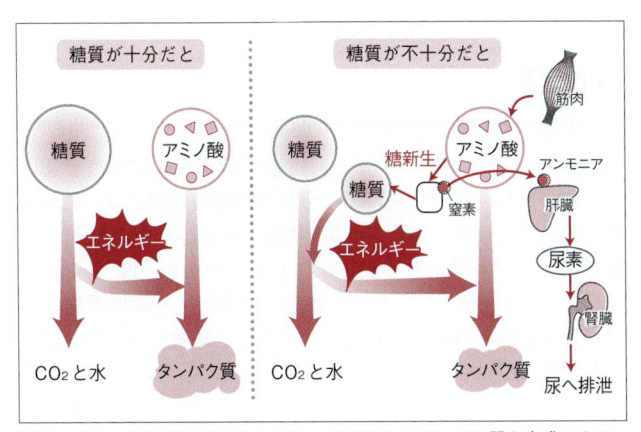

図1　アミノ酸は糖質が十分あることで効率よくタンパク質を合成できる

表1 NPC/NとP/Cの換算表

NPC/N（kcal/g）	P/C（%）	ミルクでいうと…
100	20.0	牛乳
150	14.3	フォローアップミルク
200	11.1	
250	9.1	調製粉乳
300	7.7	
350	6.7	母乳

NPC/N比が高ければタンパク質が少ない，NPC/N比が低ければタンパク質が多い，ということなのだが，それならば，総エネルギーに占めるタンパク質のエネルギー，P/C（protein/calorie）（%）を指標にしたほうが，数字の意味をイメージしやすいだろう．NPC/N比とP/Cの関係，またミルクでいうと何に当たるかを表1に示した．

■なお，栄養学の世界ではPFC（protein, fat, carbonate）という考え方があり，タンパク質・脂質・炭水化物の熱量比を意味している．むしろ，このほうがわかりやすく，3大栄養素のそれぞれの比率を考えることも重要である．

(高増哲也)

♦♦ NPT

NST（栄養サポートチーム）は多くの病院内に存在するようになったが，子ども病院のような専門医療機関では，臨床栄養について足りない情報を収集・発信する役割をもつNPT（栄養プロジェクトチーム）が本来は必要であろう．NPTはテーマごとに少数精鋭メンバーで構成されるが，多職種連携のメリットが発揮されることでこれまでにない斬新な成果をあげることが期待される．

(高増哲也)

⑧ ビタミンK

- ビタミンKとは，脂溶性ビタミンの一種で，抗出血性ビタミンともよばれプロトロンビンや数種の血液凝固因子の生合成に必要なビタミンである．
- ビタミンK欠乏症は，新生児期（生後2週まで），乳児期（生後2〜12週）に発症する．
  (1) 新生児期には消化管出血で発症し，発症頻度は0.25〜1.7%であるがビタミンKの経口投与もしくは非経口投与により予防可能である．
  (2) 乳児期のビタミンK欠乏症はしばしば頭蓋内出血で発症し，重症の頭蓋内出血は63%で，14%は死亡に至り，生存者のうち40%が後遺症を残す．発症頻度は出生10万人当たり4.4〜7.2人とされている．予防方法について後方視的調査ではビタミンKの筋注，経口連日（各25μg）投与あるいは週1回（各1mg）投与を受けた乳児から二次性を含めて乳児ビタミンK欠乏性出血症の発症はないが，1回2mgを3回投与する方式では出生10万人当たり0.44人の発症がある．
- ★発症する理由として，
  (1) ビタミンKは胎盤移行性が悪く出生時に備蓄が少ない．
  (2) 腸内細菌叢が形成されていないので，内因性のビタミンKの供給がない．
  (3) 母乳中のビタミンK含量は人工乳と比べて少なく，しかも個人差が大きい．
  (4) 母乳の分泌量，新生児の哺乳力は個人差が大きい．
  (5) ビタミンKの吸収能が低い．
  (6) ビタミンKは酸化還元サイクルを回転することにより再利用されるが，新生児では酵素活性が低く再利用できない．
- 予防について：ビタミンK欠乏症は予後不良な疾患であるが，ビタミンK製剤の投与で予防可能であり，助産師も含め医療者がビタミンK投与について深い理解のもとガイドラインを遵守することが重要と思われる． （田上幸治）

⑨ 妊婦と葉酸

- 葉酸とは,水溶性のビタミンB群の一つで,別名ビタミンB9,ビタミンMともいう.ほうれん草など葉ものの野菜に多い.ビタミンB12とともにアミノ酸,核酸(DNA)合成に関与し,造血に働く.生体利用率は食品中の葉酸で50%,サプリメントで85%である.

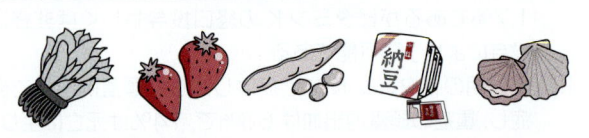

葉ものの野菜(ほうれん草),くだもの(イチゴ),豆類,納豆,ホタテやカキ,レバー

図1 葉酸を多く含む食品

- 葉酸が不足すると
  (1) 血球の正常な生成が妨げられ巨赤芽球性貧血となる.
  (2) 妊娠前期で不足すると胎児の神経管閉鎖障害(neural tube defects:NTD)(二分脊椎など)のリスク.
  (3) 潰瘍や口内炎を起こす.

★妊婦と葉酸:妊娠中は葉酸をはじめとするビタミン類の必要量が増加するうえ,つわりなどで摂取量が減少しやすい.NTDの発生リスクを低減するために,妊娠の1ヵ月以上前から妊娠3ヵ月までの間,食品からの葉酸摂取に加え,いわゆる栄養補助食品から1日400μgの葉酸を摂取することを勧めている.妊娠の1ヵ月以上前というタイミングはあいまいなので,実際上は妊娠を望んだ時からと考えるべきである.

サプリメントの問題点:サプリメントは手軽に必要量を補うことができるため過剰となりやすい.使用の際は注意が必要.一方,食事からの摂取だけであれば過剰となることはまれである.つわりなどで食欲がないとき以外はサプリメントに頼る必要のない食生活が望ましい.

(秋山奈保子)

⑩ 食育

A 栄養士からみた食育

- 食育のめざすもの：食育基本法には，「様々な経験を通じて「食」に関する知識と「食」を選択する力を習得し，健全な食生活を実践することができる人間を育てる」とされている．食育を通して豊かな心と健康な身体を育てることをねらっているのである．
- どのような内容で：健康，栄養，栄養素，料理，食料の生産や自給率，食の安全性，伝統的な食文化など，人が食べることそのものを多方面から取り上げている．
- ★以下のような取り組みをしている人たちもいる．
  - 学校菜園で育てた芋や野菜を給食で使う学校．
  - 魚を切り身でなく，「丸ごと魚」を取り上げ，「生物としての食べ物を実感できる教育プログラム」を開発して活動をしているNPO法人．
  - 食事バランスガイドや朝ごはんの効果などをパックに描いている食品会社．
- 病院でなされていること：（1）主食・主菜・副菜のそろった病院食，（2）糖尿病教室での料理カードバイキング（図1），（3）食事カードによるクイズ（図1），（4）病院食を親子で

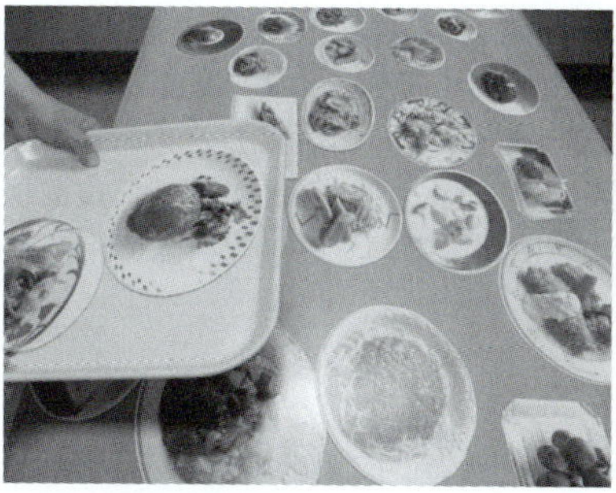

カードバイキング 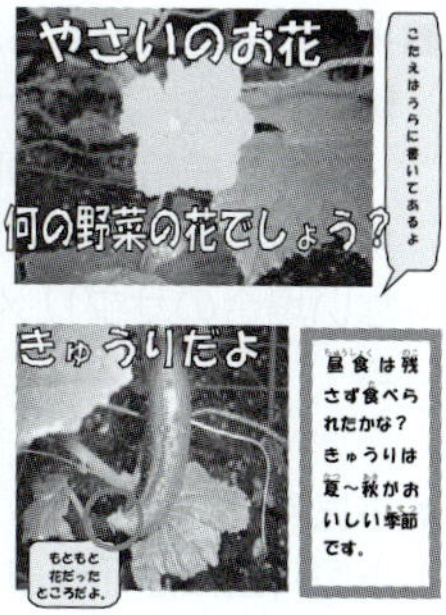　　　　　　　食事カード

図1　料理カードバイキングと食事カード

食べるイベントの実施など.
■食育をすすめるには：「人が食べること」そのものについて，いろいろな職種の人が，いろいろな方面から協力しあって進めていくことが大切である.

(広木キミ子)

B 小児科医の立場から

❖ 食生活の問題と対応

● 食育基本法が2005年に設定された．その背景には肥満，やせ，朝食欠食，伝統ある食文化の喪失，食を大切にする心の欠如などの問題がある.

■ 学童の約10〜12%は肥満で，特に小学校高学年から肥満が増加する．生活習慣病を合併している肥満児も多い．なぜ肥満が悪いかを理解させることが必要である.

★ 若年女性の約25%はやせであり，やせは低年齢化している．やせ女性は低出生体重児を出産する率が高い．低出生体重児は将来肥満や生活習慣病になりやすい（DOHaD（developmental origins of health and disease）説）．小児期から健康美を称賛することが大切である.

■ 朝食欠食児は学力や体力で朝食摂取児に比べて劣る（図2）．孤食は小児の精神心理学的にも望ましくない．団欒のある食卓は小児の社会性を培うのに最適な場で，精神発達にきわめて大切である（図3）.

■ 平均摂取量でみると，小児はタンパク質，脂質，リンは過剰傾向で，鉄，カルシウムは不足している．基本的にはサプリメントで補給するのは望ましくない．不足しがちの栄養素は食事から摂取するように心がける．慢性疾患や病的に食欲がない場合のサプリメント使用については小児科医に相談する.

❖ 小児科医の役割

● 小児科医には「健康・病気と栄養」に関する根拠ある医学的知識を提供することが求められている．保護者は子どもの健康に関心が高い．医師の話しは説得力がある．食育推進活動

6. トピックス，知っておきたい概念   207

朝食の摂取と学力調査の平均正答率との関係

小学生
対象：小学校6年生約116万人

(%)

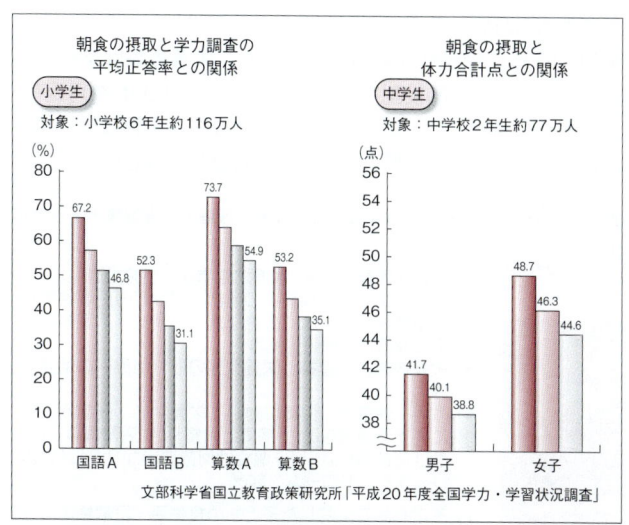

国語A	国語B	算数A	算数B
67.2	52.3	73.7	53.2
		64.9	
	42.3	54.9	43.1
46.8	31.1		35.1

朝食の摂取と体力合計点との関係

中学生
対象：中学校2年生約77万人

(点)

	男子	女子
	41.7	48.7
	40.1	46.3
	38.8	44.6

文部科学省国立教育政策研究所「平成20年度全国学力・学習状況調査」

図2 朝食摂取状況と学力，体力の関係
図には小学生は学力のみ，中学生は体力のみの関係を示すが，小学生および中学生ともに学力と体力で同様傾向を示す．

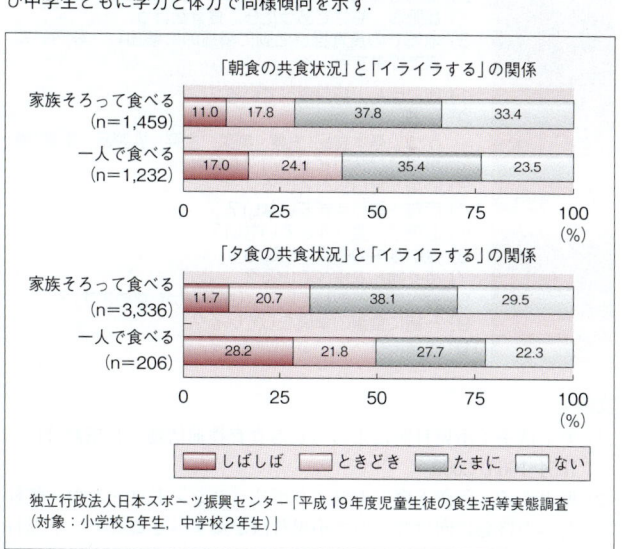

「朝食の共食状況」と「イライラする」の関係

家族そろって食べる (n=1,459)： 11.0 | 17.8 | 37.8 | 33.4
一人で食べる (n=1,232)： 17.0 | 24.1 | 35.4 | 23.5

「夕食の共食状況」と「イライラする」の関係

家族そろって食べる (n=3,336)： 11.7 | 20.7 | 38.1 | 29.5
一人で食べる (n=206)： 28.2 | 21.8 | 27.7 | 22.3

■ しばしば　□ ときどき　□ たまに　□ ない

独立行政法人日本スポーツ振興センター「平成19年度児童生徒の食生活等実態調査（対象：小学校5年生，中学校2年生）」

図3 共食の有無と子どもの"イライラする"関係
孤食の子どものほうがイライラする率が高い．

で求められている医師の役割を表1に示す．

2005年に栄養教諭制度が発足した．栄養教諭は学校での食育推進の中核的役割を担う．しかし，2010年4月現在，全国で3,442人と非常に少ない．学校医は栄養教諭配属を要望し，栄養教諭と協力して食育を推進してほしい．

表1　学校医・小児科医の食育推進での役割と家庭での食習慣チェックポイント

学校医・園医の役割	1) 学校保健委員会への積極的な参加，食育推進 2) 養護教諭・担任教諭との連携：健診での肥満ややせの早期発見，検尿での糖尿病早期発見，不定愁訴の子の食習慣の確認・指導 3) 栄養教諭との連携：栄養教諭の取り組みへの助言・協力 4) 教員，保護者，生徒に対して栄養学的・医学的知識に関する講演など：「病気と栄養」「生活習慣病」「やせは何故悪いか？」「偏食は何故悪いか？」「メタボリックシンドローム」など
かかりつけ医の役割	1) 不定愁訴で来院した子どもの食生活・日常生活に注目し（家庭での食育チェックポイントを参照），適切な指導を行う． 2) 日常診療で，常に子どもの体格にも注意する．患児が肥満，やせであったら，食育を行う． 3) 地域での食育推進活動に積極的に参加し，専門的知識を提供する．
家庭での食育（チェックポイント10）	1) 朝ごはん，毎日食べている？ 2) いろいろな食品，食べている？ 5つの基本食品：主食，副菜，主菜，乳製品，果物（食事バランスガイドのコマを参考） 3) 野菜，毎日食べている？ 4) 脂質，取りすぎていない？ 5) お菓子，食べすぎていない？ 6) 嫌いなものも食べている？ 7) 良く噛んで食べている？ 8) 食べ物へ感謝している（「命」をいただきます）？ 9) 一緒に食事の準備をしている？ 10) 一緒に食べている（団欒）？

文献

1) 児玉浩子：小児科医に求められる食育推進活動．日児誌 113；1654-1663, 2009.
2) 児玉浩子, 藤澤千恵：小児メタボリックシンドロームの一般社会への啓発に向けて―いま小児科医がなすべきこと―．小児科診療 73；269-276, 2010.

（児玉浩子）

C 摂食指導者の立場から

- 食育とは，どんなときにどんなものをどれくらいの量をどのように食べるかを決められるこである．また，母親が食べている食物の味は，母乳に移行するため母乳保育の時期から乳児は食べものの味を知っている．

> 乳幼児の摂食行動は，そのまま食習慣となり，これが生活習慣の基本となり，健やかで心豊かな生活を送るための基盤である．

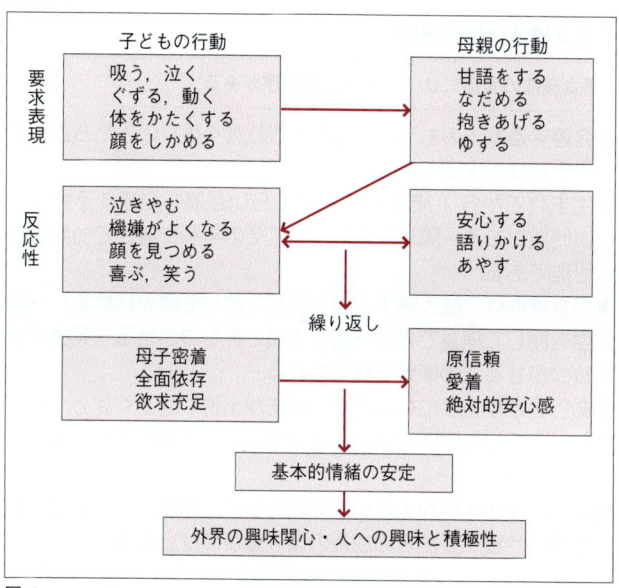

```
          子どもの行動              母親の行動
要求    ┌─────────────┐       ┌─────────────┐
表現    │ 吸う，泣く    │       │ 甘語をする   │
        │ ぐずる，動く  │ ───→ │ なだめる     │
        │ 体をかたくする│       │ 抱きあげる   │
        │ 顔をしかめる  │       │ ゆする       │
        └─────────────┘       └─────────────┘

反応    ┌─────────────┐       ┌─────────────┐
性      │ 泣きやむ      │       │ 安心する     │
        │ 機嫌がよくなる│ ←──→ │ 語りかける   │
        │ 顔を見つめる  │       │ あやす       │
        │ 喜ぶ，笑う    │       │              │
        └─────────────┘       └─────────────┘
                    ↓  繰り返し
        ┌─────────────┐       ┌─────────────┐
        │ 母子密着      │       │ 原信頼       │
        │ 全面依存      │ ───→ │ 愛着         │
        │ 欲求充足      │       │ 絶対的安心感 │
        └─────────────┘       └─────────────┘
                    ↓
            ┌───────────────┐
            │ 基本的情緒の安定 │
            └───────────────┘
                    ↓
        ┌─────────────────────────────┐
        │ 外界の興味関心・人への興味と積極性 │
        └─────────────────────────────┘
```

図 4
母子の愛着関係の絆をつける基盤の時期は誕生から3ヵ月である．

❖ 食育の発達過程

- 胎児期は，母親の体調や食べものによって赤ちゃんの基本が形成される時期である．
- 乳児期は，哺乳動作から離乳期を迎え，固形食を取り込む準備に入る時期である．
- 幼児期は，母親から与えられる食べものの食べ方を通して，

食欲や人としての信頼感を獲得すると同時に，生活習慣の基本が形成される時期．心身機能や食行動の発達が著しく，生涯における発達の方向づけをする意味でも重要な時期である．また，食生活の基本となる味覚はこの時期に形成され，偏食，小食といった問題も起きやすい．

- 学齢期は，集団生活の始まりによって，自分の体は自分で作っていくことを食べものや食べ方で学習する時期である．また，食事の楽しさを知ることや五感を使うことを経験をさせる時期でもある．

❖ 摂食機能発達の原則

> 摂食機能の発達には，一定の出現順序がある．

- 発達する本人のもっている力と取り巻く周りの人たちからの働きかけが大切である．
- 生まれてから1歳半から2歳くらいが最も発達する力が強い時期である．障害などによってその年齢を過ぎても発達は可能である．
- 摂食機能は，成人嚥下（顎と口唇を閉じて飲み込める）→口唇を閉じて捕食できる→舌と上顎で押しつぶせる→奥歯ですりつぶせる，の順序で獲得される．
- ある動きが上手になると次の動きが出現しやすくなる．しかし，必ずしも順調に進むわけではなく，一進一退など直線的ではない．
- 発達には個人差が大きい．原因として，家庭などの育児環境の違いや食べる器官の成長の個人差があげられる．

❖ 摂食行動の発達

- 意欲や好奇心など，たくましく生きるために最も必要な心の状態や行動様式は，食べることを通して育まれる．

（中島知夏子）

⑪ 栄養管理に関連する薬剤

- 副作用によって消化管機能に影響を及ぼす薬物を知る．
- 嘔吐を抑え食欲を改善する薬物のうち小児に使用される薬物を理解する．

❖ 副作用により栄養状態を低下させる可能性のある薬物
- 消化管障害による食欲低下
  ・非ステロイド抗炎症薬
  ・副腎皮質ステロイド薬
  ［機序］プロスタグランジンの産生が抑制され消化管の防御機構が低下する．
- 悪心・嘔吐を起こしやすい
  ・麻薬性および非麻薬性鎮痛薬
  ・ジギタリス
  ・抗がん剤
  ［機序］延髄にある化学受容器引金帯（chemo-receptor trigger zone：CTZ）の受容体に結合し嘔吐中枢に刺激が伝達される．また抗がん剤は小腸の腸クロム親和性細胞（enterochromaffine cell）も刺激し求心性迷走神経を介してCTZを刺激する．
- ★便秘を起こしやすい
  ・抗コリン剤
  ［機序］ムスカリン受容体を遮断し迷走神経支配下の腸管蠕動運動を抑制する．
  ・麻薬性および非麻薬性鎮痛薬
  ［機序］副交感神経でのアセチルコリンの放出を抑制して腸管の蠕動運動を抑制する．
- 下痢を起こしやすい
  ・抗生物質
  ［機序］腸内細菌叢のバランスが乱れる．
- 味覚障害を起こしやすい
  ・ラシックス®，アルダクトンA®
  ・アスピリン®

[機序] 亜鉛とキレートを起こすため血中亜鉛濃度の低下で薬剤性味覚障害が起こる．

❖ 嘔吐を抑制し，食欲を改善する薬物

● ドンペリドン（ナウゼリン®)
抗ドパミン作用で CTZ の興奮を抑制するとともに胃小腸運動を亢進させ胃排出を促進することで嘔吐を減少させる．中枢への副作用が少ないため，小児では最も広く使用される．剤形は内服薬と坐薬がある．

■ メトクロプラミド（プリンペラン®)
ドンペリドンと同様の作用．内服薬と注射薬がある．副作用として錐体外路症状が報告されている．小児では脱水，発熱時に過量にならないように注意が必要．

★ エリスロマイシン（エリスロシン®)
健康保険での適応症はないが，エリスロマイシンはモチリンの分泌を促進させるとともに平滑筋のモチリン受容体に直接作用して腸管運動の亢進，胃排出促進作用を有している．
1回 4mg/kg を 1 日に 3 回投与する．

● モサプリド（ガスモチン®)
副交感神経終末セロトニン受容体を刺激して消化管運動促進に関与している．
1回 0.1mg/kg を 1 日に 3 回投与する．

> **One Point**　特に理由がないのに消化吸収に異常があれば薬物の副作用を考える！

（辻本　勉）

第7章
症例で学ぶ小児栄養管理

① 極度の偏食から低栄養となった自閉症児の例

- 小児の偏食は，それのみで低栄養をきたすことは多くない．しかし，自閉症に伴う極度の偏食は低栄養の原因となりうる．看護師の介入が効果を示した症例を紹介する．
- 症例：6歳の男児．3歳のときに自閉症と診断された．特に療育支援を受けずに経過．食へのこだわりが強く，豚汁の上澄みをかけたご飯と，特定の清涼飲料水しか受け付けない状態が続いていたが，両親は「個性なので問題ない」と考えていた．小学校入学時は歩行可能であったが，徐々に歩行困難となり，起立不能な状態となり入院した．

❖ **看護師の取り組みによる患児の変化**

(1) 拒否していた時期
　特定のもの以外の食物の存在を受け入れず，食物をかき混ぜて遊ぶという動作へのこだわりが強く，「食べる」ことへの欲求がとぼしい．歯肉出血があり歯磨きを嫌がる．

(2) 他の食物を食べ始めた時期
　他の料理を繰り返し配膳．初めは大きな声で叫ぶ状態が続き，全介助であった．少し口を開けたとき，食物を少量入れたら吐き出さず飲み込んだ．拒否がみられてもタイミングをみて口に入れていった．

(3) 受け入れ時期
　味へのこだわりはなく，おやつ・牛乳は受け入れる．慣れてきたのか，食事を食べ始め，拒否がみられなくなった．時間はかかるが，食事をほぼ全量摂取．食べ方は咀嚼せず丸呑みしている．

(4) 食べ物に興味をもった時期
　果汁を入れたコップに目の前で清涼飲料水を注ぎ足すと嫌がらず自ら飲みはじめた．徐々に食事にも興味をもつようになり，介助をしなくても自ら咀嚼して食べるようになる．

(5) 偏食がなくなった時期
　母に日々の状態を伝え，誰が介助をしても統一したかかわり

を行った．退院の頃には「食べる」ことへの欲求も強くなり，ほとんどの食物を自ら食べるようになった．介助にて歩行可能となり退院した．

> **One Point**
>
> ① 自閉症児の偏食
>   自閉症児の「こだわり」はそれぞれで違う．食事の場合，調理の方法・食事の内容・硬さ・種類・配膳の位置に至るまで，その子どもが何にこだわっているのかを見極めることが必要である．単なるわがままと誤解してはいけない．まずは食べられる物を食べながら，他の食物も組み入れ対応していく．
> ② 口腔の観察
>   本症例ではビタミンB群，ビタミンCの欠乏があり，歯肉腫脹，易出血などの症状がみられた．口腔内過敏による歯磨き嫌いが，口腔環境の悪化をさらに引き起こしていた．幼児期の生活習慣の確立が大切であり，保護者へのアプローチが必要である．

(川口佳穂里)

♦♦ ビタミンA欠乏

　自閉症スペクトラムでは，偏食が「好き嫌い」の域を超え，ある特定の食べ物だけしか食べないピッキー・イーターとよばれる状態になることがある．特にポテトしか食べない場合には，ビタミンA欠乏に注意が必要である．

(高増哲也，田上幸治)

② 摂食ケアで苦労した症例

- 2歳女児 骨形成不全症．気管切開，人工呼吸管理で長期入院中．腸内ガスの自力排出困難があり脱気のため胃瘻を造設．生下時より哺乳は可能で，離乳食も経口摂取可能だが，水分のムセが強くなり，水分は胃瘻からの注入とした．
- 問題点1：肺の低形成がある（気管切開＋呼吸器管理）
  →急激な体重増加は呼吸負荷につながるため，計画的に栄養を考える必要がある．
- 問題点2：定頸しにくい
  →不適切な姿勢での摂食となりがち．最初は「食べてくれる」ことでよしとしてしまい，姿勢や食べさせ方を細かくチェックすることが後回しになってしまう．
  →丸飲みこみを助長する．定頸が完全でなくても姿勢を整えることで，上口唇の動きがでてきた．
- 問題点3：体重管理が難しい
  →ミルクや濃厚流動食の場合は量・回数で調整できるが，食事はエネルギー量の調整が難しい．エネルギー量が多いと体重が増加し呼吸負荷となり，少ないと容易に低血糖になる．
- 問題点4：腹部膨満になりやすい（腹筋が薄い，体動が少ない）
  →腹部アプローチに苦労する（内服投与後以外は常時胃瘻より脱気を継続．浣腸・ブジーによるガス抜き，緩下剤の使用）．
- 問題点5：予後・将来の見通しが不明
  →親のあせり，不安，期待，あきらめなどの複雑な心理状態に対応する必要．
  →複雑な疾患なので，家族が疾患を理解するのが困難である．
  →状態により，嚥下機能の低下も見極める必要がある（これまでできていたことができなくなってきていることを家族に受け入れてもらう必要がある）．
- 子どもの摂食ケアを考えるうえでは，看護・医療的な視点だけではなく，子どもとその親の人生観，価値観をふまえて調整をしていかなければならない．親と子どもの双方が「うまくいった」と思えるときこそが成功であるといえる．家族と看護師の考え方は必ずしも一致せず，悩むことも多いが，できる限りのことをして「よかった」と思っていただけるように，日々ケアを続けることが大切である．　　　　（森本葉子）

③ 重症心身障害児において胃瘻で苦労した症例－胃排出能の重要性－

- 症例：男児
  診断：染色体異常，摂食障害，てんかん，胃食道逆流症
- 生下時より経鼻胃管による経腸栄養
  ➡ 6歳～胃食道逆流（GER）が出現①
  ➡ 9歳で腹腔鏡下 Nissen 噴門形成術，胃瘻造設術施行
  ➡ 術後逆流は止まり，胃瘻注入も問題なく経過していたが，感冒時に胃残渣が増加し②，栄養注入が不十分となった．
  ➡ 感冒の頻度が多いため体重が減少し，腹壁が希薄化，胃瘻の漏れ③が顕著になり高度の皮膚炎となった．胃瘻ケアで対応したり，半固形化栄養注入を試みたが根本的解決とはならなかった④．
  ➡ そこで感冒時のみ胃瘻から十二指腸へチューブを挿入して注入を行ったところ，十分な栄養管理が可能であった⑤．このため 12歳時に栄養空腸瘻を造設し，胃瘻は閉鎖した．
  ➡ 空腸瘻造設後，常時良好な注入が可能となり，栄養状態も改善して感冒の回数も低下，QOL は著しく改善した．

① 重心児では側彎の進行とともに GER が増悪することが多い．
② 体調が悪いと胃残渣が増加するのは健常児でもみられるが（上気道炎でも嘔吐する），胃排出能の低下した重心児では一度体調を崩すと長引く傾向にあり，容易に低栄養に陥る．
③ 胃排出能の低下は嘔吐，胃瘻漏れとして顕在化するが，噴門形成後の場合は胃瘻漏れが著しくなる．
④ 悪循環に陥っている．姑息的な方法では断ち切れない．
⑤ 当座の栄養改善としては，幽門後注入がベスト．胃に比べ，小腸の機能は低下しにくいからである．

> 胃排出能の障害がありながら，胃瘻に拘泥したために結果的に無意味な保存的治療を繰り返したことが反省点である．空腸瘻の造設で容易に解決した．「感冒時に胃瘻漏れ」という所見が胃排出能障害を疑わせることを早期に重視すべきであった．GER の治療にあたり胃排出能の検討が重要であることを示す一例である．

(北河徳彦)

④ 心臓手術術後の乳び胸に対するMCTミルク治療により必須脂肪酸欠乏を呈した例

- 4ヵ月男児．胎児診断で両大血管右室起始症の診断．
  38週2,956gで仮死なく出生
  日齢0　バルーン心房中隔欠損作成術，肺動脈絞扼術
  日齢8　根治術
  術後乳び胸および心不全に伴い長期人工呼吸管理，完全静脈栄養を余儀なくされた．
  末梢静脈路確保困難であり，経静脈的な脂肪製剤投与は不十分であった．
  日齢38よりMCTミルクで経腸栄養が開始され，106kcal/kg/日投与されていた．
  3ヵ月時2,932g（-4.34SD）4ヵ月時2,445g（-5.41SD）と体重減少，皮下脂肪の減少を認めた．

- 血中全脂質中分画
  ・リノール酸　110μg/mL（正常399.1～949.8）
  ・リノレン酸　0.9μg/mL（正常6.6～36.6）
  ・5-8-11エイコサトリエン酸　10.3μg/mL（正常では検出されない）

  5-8-11エイコサトリエン酸の異常な上昇→日齢129で必須脂肪酸欠乏症（198頁参照）と診断．

- ★治療　MCTミルク→乳清タンパク加水分解ミルクに変更した．
  水分制限のため投与エネルギーは100～110kcal/kg/日と増量できず．

- ミルク変更後順調な体重増加がみられた．

Pitfall　必須脂肪酸欠乏を発症するには数週間～数ヵ月といわれるが，心不全などの消費が多い状態，貯蔵の少ないやせ，低体重では発症しやすい．

（露崎　悠）

⑤ 成分栄養剤を変更したら問題が生じた例

- 成分栄養剤は消化を必要としないため,腸の蠕動運動さえみられれば,消化機能が失われている患者にも使用することができる.一方,消化機能のある患者には極力使用しないことが望ましい.その理由は,
  (1) 不足する栄養素がある:脂肪,微量元素,ビタミンなど,成分栄養剤のみでは不足する成分がある.
  (2) 肝臓に負担となる場合がある:アミノ酸の投与により,肝障害がみられることがある.
  (3) 浸透圧が高い:十分量にするための濃度では,分子量が小さい分だけ,浸透圧が高くなり,慣れないと下痢することがある.
  (4) 長期間使用した場合に,他の栄養剤を受け入れられないことがある:理由は不明であるが,成分栄養剤のみで長期間栄養された患者が,通常の栄養剤に変更されたときに原因不明の体調不良を認める場合がある.成分栄養剤によって消化機能を全く使わない状態が続くと,腸管に栄養を受け入れられない現象がおきるのかもしれない.

- 症例:12歳男児,重症心身障害児.経管栄養であったがアレルギーの関与を疑われ,成分栄養剤で長期間栄養されていた.皮膚のつやがなく,頭髪も脱色し細くなったことから,NSTに依頼があった.タンパク質加水分解乳を少量から開始したところ,発熱,全身状態の悪化を認め,経管栄養を中断することになった.その後,徐々に半消化態栄養剤に移行することができ,皮膚のつやがよくなり,毛髪も正常化した.

One Point 使えるものは使わなければいけない

「腸が使えるなら,使え」という標語があるが,腸の蠕動運動だけではなく,腸の消化機能が使えるなら消化機能も使うことを忘れないようにしたい.

(高増哲也)

⑥ ミルクアレルギー治療用のミルクでビオチン欠乏が生じた例

- ビオチンとは，水溶性のビタミンB群のひとつで，ビタミンB$_7$ともいわれる．4種類あるカルボキシラーゼの補酵素であり，脂肪酸合成，アミノ酸代謝，糖新生にかかわっている．一日摂取の目安量は5ヵ月まで4μg，11ヵ月まで10μg，2歳まで20μg，12歳以上の成人で50μgである．過剰症はなく，上限量は定められていない．
- ビオチン欠乏症：ビオチンは多くの食品に含まれており，またビオチンを産生する腸内細菌があるため，欠乏症におちいることはまれである．しかしわが国の特殊ミルクには食品衛生法でビオチンの添加が認められておらず，ビオチンの含有がきわめて少ない．ミルクアレルギー治療用のミルクのみで数ヵ月栄養をとる乳児で，ビオチン欠乏症の発症が多数報告されている．症状は，皮膚（皮膚炎，脱毛，粘膜症状），神経（筋緊張低下，知覚異常，痙攣，発達遅延）でみられる．
- ★症例：8ヵ月女児．生後2週間に，ミルク誘発腸炎と診断され，タンパク質加水分解乳でも症状が認められるため，アミノ酸調整粉乳のみで栄養されていた．4ヵ月時から皮疹がみられ，アトピー性皮膚炎と診断されたが，外用薬は効果に乏しかった．6ヵ月時に脱毛がみられ，7ヵ月から肛門周囲に，8ヵ月には目，鼻，口唇にもびらんがみられたため初診．ビオチン欠乏症を疑い，ビオチンを投与したところ，2日で粘膜症状は著明に改善し頭髪が生え始めた．尿中有機酸分析で，マルチプルカルボキシラーゼ欠損のパターンを認めた．離乳食を積極的に進めるようにして，症状の再燃はなかった．

> **One Point**
> 本来は法律でミルクにもビオチンの添加が認められるべきであるが，認められていない間は，特殊ミルクを利用する際にはビオチンを処方して投与すべきである．乳児では1日10μgでよいが，微量のため賦形剤を使用する際には，賦形剤の内容にも（アレルギーなど）注意が必要．離乳食を早めに開始すれば，ビオチン欠乏は回避される．

（高増哲也）

⑦ 症例で学ぶエネルギー計算

[症例] 生後1歳5ヵ月，体重9.5kg，重症心身障害児
経腸栄養として1/2に希釈したラコール®を1,000mL，追加水分100mLを投与した場合の総投与エネルギーおよび水分量は？
※ラコール（エネルギー1kcal/mL，水分約85mL/100mL）

● 1/2希釈ラコール1,000mL＝ラコール500mL＋水500mL

		エネルギー	水分
ラコール®	500mL	500kcal	425mL
			（500mLの85%）
希釈水	500mL	0kcal	500mL
追加水	100mL	0kcal	100mL
		500kcal	925mL

（体重当たり 52kcal/kg　97mL/kg）

■ 標準的な経腸栄養剤（1kcal/mL）の水分は容量の約80～85%に調製されているため，栄養剤の投与量と水分量は同じではないことを理解しておく必要がある．

★ 体重1kg当たりのエネルギーや水分量まで計算すると，投与量の検討がしやすい．

◨ 必要エネルギーを80kcal/kg，必要水分量を100mL/kgと設定した場合，上記症例では，どのような変更が必要になるだろうか？

必要エネルギー　80kcal×9.5kg＝760kcal
必要水分　　　　100mL×9.5kg＝950mL

エネルギー760kcalと水分950mLを投与するには…

➡ ラコール® 760mL＝760kcal
➡ ラコール® 由来の水分量は容量の85%なので 646mL（760mL×0.85）
➡ 950mL－646mL＝304mL（ラコールのみでは不足する水分量）
➡ ラコール® 760mL，追加水分 304mL となる

（鳥井隆志）

◆◆ 魚油が乳児肝不全の特効薬？

　腸捻転に対する大量腸管切除などで，新生児期から完全静脈栄養を余儀なくされた乳児では，しばしば胆汁うっ滞から肝不全に陥る．最近，n-3系脂肪酸に富む魚油由来の脂肪製剤（Omegaven®，日本では未認可）を静脈投与することにより，肝不全を回避できる報告がみられ，今後に期待が持てる．

（北河徳彦）

◆◆ 医療者に求められるもの

　生後6週間の乳児と母親がある診察室にいた．母親がグズる子どもをあやしながら主治医の説明を聞いていたところ，主治医が「お腹空いたのかな．授乳してきますか？」と言う．「先生を待たせるのが申し訳ないのでこのままでいいです」と母親が答えたら，柔和な主治医は静かに，しかし毅然として「こんな小さな子どもに大人の都合で我慢させてはいけないのです」と言った．母親はその言葉で子どもを育てることがどういうことか，産後初めてわかったような気がしたそうだ．帰り際に「何か困っていることはありませんか？」と優しく声をかけてくれる看護師の存在も，初めての子育てに戸惑っていたその母親の心を軽くした．医療者には知識と技術だけでなく，このような「心」も求められる．

（深津章子）

付録

1 経腸栄養剤

A 経腸栄養剤の使い分け

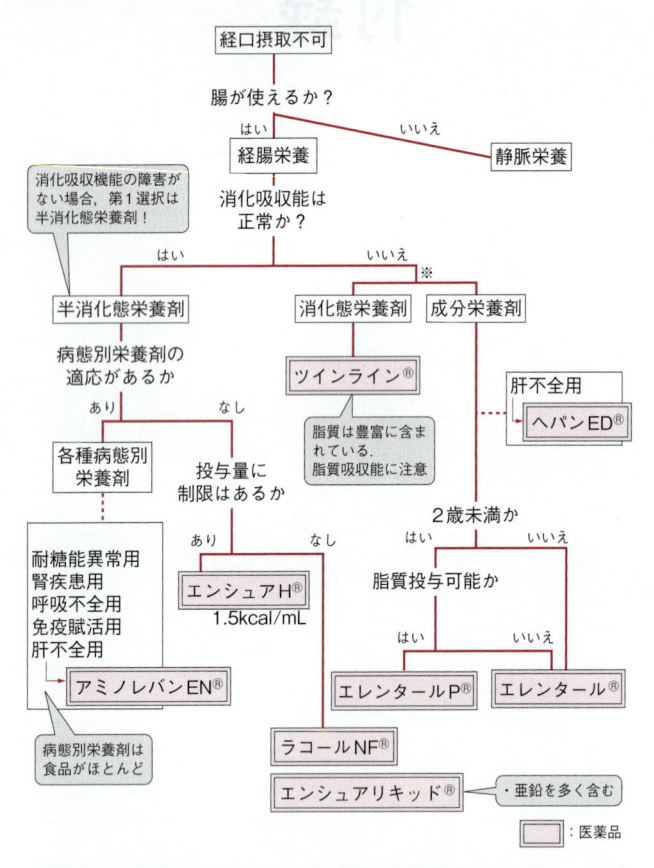

```
                    経口摂取不可
                         │
                   腸が使えるか？
                    はい ／     ＼ いいえ
                   経腸栄養      静脈栄養
                      │
                 消化吸収能は
                 正常か？
          はい ／           ＼ いいえ ※
    半消化態栄養剤    消化態栄養剤   成分栄養剤
         │              │            │
   病態別栄養剤の     ツインライン®    肝不全用
   適応があるか                        → ヘパンED®
    あり／  ＼なし
  各種病態別  投与量に
   栄養剤    制限はあるか         2歳未満か
              あり／＼なし       はい／＼いいえ
            エンシュアH®         脂質投与可能か
            1.5kcal/mL          はい／＼いいえ
                          エレンタールP®  エレンタール®
            ラコールNF®
            エンシュアリキッド®  ・亜鉛を多く含む
   アミノレバンEN®
```

- 消化吸収機能の障害がない場合, 第1選択は半消化態栄養剤!
- 脂質は豊富に含まれている. 脂質吸収能に注意
- 病態別栄養剤は食品がほとんど

耐糖能異常用
腎疾患用
呼吸不全用
免疫賦活用
肝不全用

□ : 医薬品

※在宅において病院から注入ポンプを貸借し経腸栄養を行う場合, 成分栄養剤・消化態栄養剤のみで保険適用となる (246頁参照).
特に小児の場合, これらの栄養剤長期使用による欠乏症に注意が必要.

B 経腸栄養剤　医薬品と食品の比較

	医薬品	食品
名称	経腸栄養剤	総合栄養食品[*1] 濃厚流動食
法律	薬事法	食品衛生法 健康増進法
指示	処方箋	食事箋 外来は個人購入
患者負担[*2]	保険適用有り	入院時食事療養費Ⅰ・Ⅱ （一般患者負担　1食260円） 外来は全額自費
種類	8種類のみ エレンタール®, エレンタールP®, ヘパンED®, ツインラインNF®, ラコールNF®, エンシュアリキッド®, エンシュアH®, アミノレバンEN®	150種類以上
病態別	肝不全用のみ	呼吸不全用 腎不全用 肝不全用 耐糖能異常用 免疫賦活型　など
栄養成分	食物繊維含有製品なし	食物繊維含有なし〜食物繊維強化
	微量元素（セレン・クロム・ヨウ素・銅など）含有が不十分な製品もあり，長期単独使用の際は補充することが望ましい．	

[*1] いわゆる濃厚流動食は平成21年4月に施行された新しい特別用途食品制度により，厚生労働省（消費者庁に移管）が定めた基準をクリアし許可されたものを総合栄養食品と表示し，病者用食品に位置づけるとされた．

[*2] 入院中に経腸栄養剤を単独使用する場合は，食品を用いると食事療養費が算定（入院時食事療養費Ⅰで1食640円算定，患者負担260円）できる．
食事に経腸栄養剤を併用する場合は，医薬品を用いると食事療養費と別に医薬品代として請求できるため病院には有利である．小児の場合は患者負担を避けるため，医薬品を用いる傾向にある．上記の特徴を考慮し患者にあった栄養剤を用いることが望ましい．

C 経腸栄養剤の種類

	製品名	エネルギー比(%) 炭水化物	エネルギー比(%) タンパク質	エネルギー比(%) 脂質	浸透圧 (mOsm/L)	NPC/N	特徴
成分栄養剤	エレンタール®	84	16	1	760 (1kcal/mL)	128	・脂質含有量が少ないため，高度の吸収障害があっても使用しやすい． ・必須脂肪酸欠乏や浸透圧性の下痢に注意．
	エレンタールP®	80	12	8	520 (0.8kcal/mL)	193	・新生児，乳幼児用 ・エレンタールと比して脂質含有量は多く，NPC/N比は高めと小児の特性を考慮している．
	ヘパンED®	79	14	8	633	154	・肝不全用 ・BCAAが豊富，フィッシャー比61
消化態	ツインラインNF®	59	16	25	470〜510	140	・脂質25%と成分栄養剤と比して多く含む． ・脂質吸収能が保たれているかの確認が必要
半消化態栄養剤	ラコールNF®	62	18	20	330〜360	119	・脂質エネルギー比が20%と低く抑えられており，エネルギー効率の高いMCTを含む．
	エンシュアリキッド®	55	14	31	330	157	・脂質含有量が多く血糖値の急上昇を抑えられる一方，脂質吸収能が低下している場合には注意が必要 ・亜鉛を豊富に含む ・ビタミンKは少なめでワルファリン服用患者にも使いやすい
	エンシュアH®	55	14	31	540 (1.5kcal/mL)	154	・医薬品唯一の高濃度栄養剤 ・少量高エネルギー投与が可能で，投与量に制限がある場合に用いる．
	アミノレバンEN®	59	26	15	640	68	・肝不全用 ・分岐鎖アミノ酸（BCAA）が豊富，フィッシャー比38 ・タンパク質量が多く，NPC/N68と低値．小児での投与は，窒素負荷となるため特に注意が必要．

D 用途に応じた栄養剤

	特徴	製剤例
肝不全用	分岐鎖アミノ酸を高含有	アミノレバンEN®**, ヘパンED®**, ヘパス®
腎不全用	高濃度, 高NPC/N	リーナレン®, レナウエル®
呼吸不全用	脂質高含有で呼吸商を低く設定	プルモケア®, オキシーパ®
耐糖能異常	吸収の緩徐な糖質配合	グルセルナ®, インスロー®, タピオン®
高度侵襲	n3系脂肪酸, アルギニン等配合で免疫強化	インパクト®, イムン®, サンエット®, アノム®

**のみ医薬品, あとはすべて食品.

E 栄養補助食品一覧

ビタミン・微量元素	食物繊維
皮膚炎の改善 免疫能の維持, 改善 アルジネード®, ブイクレス®, テゾン®, ポチプラス® など	便通改善 糖質・脂質の吸着抑制 腸粘膜上皮の栄養効果 サンファイバー®, アップルファイバー®, パインファイバー® など

腸内環境改善	腸管栄養
腸内の善玉菌(ビフィズス菌)増殖 ビフィズス菌末®, ラフィノース®, オリゴメイト® など	腸粘膜の萎縮抑制 免疫能促進 (グルタミン・食物繊維・オリゴ糖の三栄養素により相乗的な効果を得る) GFO® など

タンパク質	アミノ酸
タンパク質, エネルギー量の摂取不足 低栄養状態の改善 エンジョイプロテイン®, SLプロテイン®, メイバランスたんぱくゼリー® など	分岐鎖アミノ酸(BCAA)の補給 アミノフィール® など

トロミ調整食品	MCT(中鎖脂肪酸)
食べ物や飲み物を飲み込みやすくする 経腸栄養剤の半固形化 トロミクリア®, つるりんこ®, リフラノン®, REF-P1®, ゼリーパーフェクト® など	消化・吸収がよい 効率的なエネルギー摂取 ODO-L®, マクトンパウダー® など

(中村早織)

2 特殊ミルク

- 先天性の代謝異常やなんらかの病態により,通常の育児用ミルクが適さない患児の治療に使用する.
- 代謝異常症では,臨床症状の原因となる栄養素や,蓄積物質になりうる特定の栄養素(アミノ酸,脂肪酸,糖質)を除去したミルク,食物アレルギーでは,タンパク質を分解してアレルゲン性を低下させたミルクが使用される.

A 特殊ミルクの分類と入手方法

- 特殊ミルクは4種類に分類され,それぞれ入手方法が異なる.

	適応条件	分類・費用 / 入手方法
医薬品目	適応疾患に使用	・医療用医薬品.健康保険適用. ・医療費の一部を公費負担(20歳未満). ・医師が薬局に処方箋で指示.
登録品目	先天性代謝異常であること	・特殊ミルク共同安全開発委員会により,一定の基準の下に品質や成分,使用方法が検討された品目. ・公費,メーカー負担により無料. ・20歳未満[*]まで供給. ・医師が特殊ミルク事務局宛に「特殊ミルク供給申請書」にてFAXで依頼.承認を受けた後,医療機関宛に宅配される.
登録外品目	原則として先天性代謝異常であること	・乳業会社の負担により製造.一定の基準の下に品質や成分,使用方法が検討された品目. ・乳業会社の負担により無料. ・医師が特殊ミルク事務局宛に「特殊ミルク供給申請書」にてFAXで依頼. ・医療機関宛に宅配される.
市販品目	適応疾患に使用	・乳業会社により販売.有料. ・各乳業会社の支店へ問い合わせる. ・一部薬局等で購入.

[*] 特例として,妊娠を希望するマターナルPKU患者には,20歳以上であっても「雪印A-1(フェニルアラニン無添加総合アミノ酸末)」,「雪印MP-11(低フェニルアラニンペプチド粉末)」が妊娠希望時から出産まで支給される.

B 特殊ミルクリスト (2010年11月現在)

- 必ずミルクの成分を確認すること．最新の「特殊ミルク情報」（特殊ミルク事務局発行）を参照．
- 特殊ミルクは，非常に精製度の高い原材料を使用することがあるため，原材料からの移行が期待できる一般育児用調製粉乳と異なり，ビオチンやカルニチン，セレンなどの一部の微量元素が欠乏する可能性がある．日本では，これらのミルクへの添加が許可されていない．長期にわたる単独使用の際には欠乏症に注意する．

❖ 糖質代謝異常
- 利用することができない糖質を除去し，代わりにブドウ糖やデキストリン，でん粉を主成分としている．

❖ タンパク質・アミノ酸代謝異常
- 特定の栄養素が除去されている特殊ミルクを使用する場合には，最低限必要な栄養素（必須アミノ酸や必須脂肪酸，ビタミン類，微量元素など）の補充が必要である．
- 年齢や病状により，アミノ酸混合物やタンパク質（母乳，育児用調製粉乳，食事）を加えて使用する．

❖ 有機酸代謝異常
- 有機酸血症の治療にはビオチン，L-カルニチン，その他のビタミン類を十分に必要とするので，治療指針を参考に補充が必要である．

❖ 電解質代謝異常
❖ 吸収障害
❖ ミルクアレルギー
- アレルギー疾患用ミルクは，コリン，カルニチン，ヨウ素，マンガン，セレン，ビオチンをほとんど含んでいない．これらはミルクへの添加が認められていないので，離乳期前の長期の使用時には欠乏症に注意する．

適応症	品名【品名記号】（標準濃度）	分類
糖質代謝異常		
ガラクトース血症 原発性乳糖不耐症	明治ガラクトース除去フォーミュラ （可溶性多糖類・ブドウ糖含有）【110】	登録
	森永無乳糖乳（可溶性多糖類含有・グルコース含有）【MC-2】	登録

適応症	品名【品名記号】(標準濃度)	分類
肝型糖原病	明治糖原病用フォーミュラ (乳タンパク質・昼間用) 【GSD-D】	登録
	明治糖原病用フォーミュラ (乳タンパク質・夜間用) 【GSD-N】	
	明治糖原病用フォーミュラ (大豆タンパク質・昼間用) 【8007】	
	明治糖原病用フォーミュラ (大豆タンパク質・夜間用) 【8009】	
ガラクトース血症 乳糖不耐症 難治性・一過性下痢症	明治ラクトレス (14g×10本 ¥670)	市販
	森永ノンラクト (350g ¥1,200)	市販
	和光堂ボンラクトi (360g ¥1,100)	市販
タンパク質・アミノ酸代謝異常		
フェニルケトン尿症	フェニルアラニン除去ミルク配合散「雪印」	薬価
	雪印フェニルアラニン無添加総合アミノ酸粉末【A-1】	登録
	森永低フェニルアラニンペプチド粉末【MP-11】	登録
ホモシスチン尿症 (シスタチオニン合成酵素異常症) 高メチオニン血症	雪印メチオニン除去粉乳 【S-26】	登録
チロジン血症	雪印フェニルアラニン・チロシン除去粉乳【S-1】	登録
高アンモニア血症 シトルリン血症 アルギニノコハク酸尿症 高オルニチン血症 (高アンモニア血症を伴うもの)	雪印蛋白除去粉乳 【S-23】	登録
	明治高アンモニア血症・シトルリン血症フォーミュラ 【7925-A】	登録
アルギニン血症	明治アルギニン血症用フォーミュラ【8103】	登録外
メープルシロップ尿症	ロイシン・イソロイシン・バリン除去ミルク配合散「雪印」	薬価
有機酸代謝異常		
メチルマロン酸血症	雪印イソロイシン・バリン・メチオニン・スレオニン除去粉乳 【S-10】	登録
メチルマロン酸血症 プロピオン酸血症	雪印イソロイシン・バリン・メチオニン・スレオニン・グリシン除去粉乳 【S-22】	登録
グルタル酸血症1型	雪印リジン・トリプトファン除去粉乳【S-30】	登録
イソバレリン酸血症 Nesidioblastosis ロイシン過敏性 低血糖症	明治ロイシン除去フォーミュラ 【8003】	登録
電解質代謝異常		
特発性高カルシウム血症	明治ビタミンD無添加・低カルシウムフォーミュラ 【206】	登録
	森永低カルシウム乳 【MM-4】	登録外

適応症	品名【品名記号】(標準濃度)	分類
副甲状腺機能低下症 偽性副甲状腺機能低下症	明治低リンフォーミュラ 【720】	登録
	明治低カリウム・低リンフォーミュラ【8110】	登録
	森永低リン乳 【MM-5】	登録
副腎皮質機能不全	明治低カリウム・高ナトリウムフォーミュラ【507-A】	登録
	森永低カリウム乳 【MM-2】	登録外
心・腎疾患	明治低たんぱく・低ミネラルフォーミュラ【801】	登録
	明治中たんぱく・低ナトリウムフォーミュラ【502】	登録
	明治高たんぱく・低ナトリウムフォーミュラ【303】	登録
	明治低カリウム・中リンフォーミュラ【8806】	登録
	森永低蛋白質低塩乳 【MP-2】	登録外
登録特殊ミルク適応症以外の症例	森永低リン乳 【MM-5】	登録外
吸収障害		
脂質吸収障害症	明治必須脂肪酸強化MCTフォーミュラ【721】	登録
	明治低脂肪フォーミュラ 【810】	登録外
	森永低脂肪乳 【ML-1】	登録外
	明治必須脂肪酸強化MCTフォーミュラ (350g ¥3,500)	市販
	明治MCTフォーミュラ (350g ¥3,500)	市販
嚢胞性線維症	森永蛋白質加水分解MCT乳 【ML-3】	登録
	明治MCT・アミノ酸フォーミュラ【605-MCT】	登録
原発性糖質脂質吸収障害症	明治無糖MCTフォーミュラ 【603】	登録外
グルコーストランスポーター1異常症(Glut-1)小児難治性てんかん	明治ケトンフォーミュラ 【817-B】	登録外
ミルクアレルギー		
ミルクアレルギー 卵・大豆アレルギー ガラクトース血症 難治性下痢症	明治ミルフィーHP (850g ¥2,700)(7.25g×12本 ¥500)	市販
	明治エレメンタルフォーミュラ (17g×20本 ¥2,900)	市販
牛乳アレルギー 乳糖不耐症 ガラクトース血症	ビーンスタークペプディエット (350g ¥1,700)	市販
ミルクアレルギー 大豆・卵等タンパク質不耐症	森永MA-mi (350g ¥1,300)(850g ¥3,100)	市販
	森永ニューMA-1 (350g ¥1,600)(850g ¥3,500)	市販
	森永低脂肪MA-1	市販

(木場美紀)

3 日本人の食事摂取基準（2010年版）抜粋

性別	男性			女性			男性			女性		
	推定エネルギー必要量（kcal/日）						タンパク質（g/日）					
	身体活動レベル			身体活動レベル			推定平均必要量	推奨量	目安量	推定平均必要量	推奨量	目安量
年齢	I	II	III	I	II	III						
0-5(月)	−	550	−	−	500	−	−	−	(目安量)10	−	−	(目安量)10
6-8(月)	−	650	−	−	600	−	−	−	(目安量)15	−	−	(目安量)15
9-11(月)	−	700	−	−	650	−	−	−	(目安量)25	−	−	(目安量)25
1-2(歳)	−	1,300	−	−	900	−	15	20	−	15	20	−
3-5(歳)	−	1,550	−	−	1,250	−	20	25	−	20	25	−
6-7(歳)	1,350	1,550	1,700	1,250	1,450	1,650	25	30	−	25	30	−
8-9(歳)	1,600	1,800	2,050	1,500	1,700	1,900	30	40	−	30	40	−
10-11(歳)	1,950	2,250	2,500	1,750	2,000	2,250	40	45	−	35	45	−
12-14(歳)	2,200	2,500	2,750	2,000	2,250	2,550	45	60	−	45	55	−
15-17(歳)	2,450	2,750	3,100	2,000	2,250	2,500	50	60	−	45	55	−
18-29(歳)	2,250	2,650	3,000	1,700	1,950	2,250	50	60	−	40	50	−

	基準体重（kg）		基礎代謝基準値（kcal/kg体重/日）		エネルギー蓄積量（kcal/日）		身体活動レベル		
年齢	男性	女性	男性	女性	男性	女性	I	II	III
0-5(月)	11.7	11.0	61.0	59.7	120	120	−	−	−
6-8(月)	16.2	16.2	54.8	−	15	15	−	−	−
9-11(月)	22.0	22.0	44.3	41.9	20	15	−	1.35	−
1-2(歳)	22.0	22.0	44.3	41.9	15	20	−	1.45	−
3-5(歳)	16.2	16.2	54.8	52.2	15	15	−	1.45	−
6-7(歳)	22.0	22.0	44.3	41.9	15	20	1.35	1.55	1.75
8-9(歳)	27.5	27.2	40.8	38.3	25	25	1.40	1.60	1.80
10-11(歳)	35.5	34.5	37.4	34.8	35	30	1.45	1.65	1.85
12-14(歳)	48.0	46.0	31.0	29.6	35	30	1.45	1.65	1.85
15-17(歳)	58.4	50.6	27.0	25.3	20	10	1.55	1.75	1.95
18-29(歳)	63.0	50.6	24.0	22.1	10	10	1.50	1.75	2.00

設定指標
[1] エネルギー
○推定エネルギー必要量：エネルギー出納が0となる確率が最も高くなると推定される習慣的な1日あたりのエネルギー摂取量
[2] 栄養素
○推定平均必要量：ある母集団における平均必要量の推定値。ある母集団に属する50%の人が必要量を満たすと推定される1日の摂取量
○推奨量：ある母集団のほとんど（97～98%）の人において1日の必要量を満たすと推定される1日の摂取量
○目安量：推定平均必要量及び推奨量を算定するのに十分な科学的根拠が得られない場合に、特定の集団の人々がある一定の栄養状態を維持するのに十分な量
○耐容上限量：ある母集団に属するほとんどすべての人々が、健康障害をもたらす危険がないとみなされる習慣的な摂取量の上限を与える量
○目標量：生活習慣病の一次予防を目的として、現在の日本人が当面の目標とすべき摂取量

【注意】
・以下の栄養素については掲載を割愛した。
脂質（g/日）、飽和脂肪酸、n-6系脂肪酸、n-3系脂肪酸、コレステロール、食物繊維
・各栄養素について設定されていない指標は表から削除した。
・詳細は「日本人の食事摂取基準」策定検討会報告書「2010年版」厚生労働省、第一出版」を参照のこと

＊小児の推定エネルギー必要量の算出式
推定エネルギー必要量（kcal/日）＝基礎代謝量（kcal/日）×身体活動レベル（kcal/日）＋エネルギー蓄積量（成長に伴う組織増加分のエネルギー）（kcal/日）

付録 233

脂質 (%エネルギー) / 炭水化物 (%エネルギー)

性別	男性 目標量	女性 目標量	男性 目標量	女性 目標量
年齢	脂質	脂質	炭水化物	炭水化物
0〜5(月)	(目安量) 50	(目安量) 50	—	—
6〜11(月)	40	40	—	—
1〜2(歳)	20以上30未満	20以上30未満	50以上70未満	50以上70未満
3〜5(歳)	20以上30未満	20以上30未満	50以上70未満	50以上70未満
6〜7(歳)	20以上30未満	20以上30未満	50以上70未満	50以上70未満
8〜9(歳)	20以上30未満	20以上30未満	50以上70未満	50以上70未満
10〜11(歳)	20以上30未満	20以上30未満	50以上70未満	50以上70未満
12〜14(歳)	20以上30未満	20以上30未満	50以上70未満	50以上70未満
15〜17(歳)	20以上30未満	20以上30未満	50以上70未満	50以上70未満
18〜29(歳)	20以上30未満	20以上30未満	50以上70未満	50以上70未満

ビタミンA (μgRE/日)[1]

年齢	男性 推定平均必要量	男性 推奨量	男性 目安量[3]	男性 耐容上限量[3]	女性 推定平均必要量	女性 推奨量	女性 目安量[3]	女性 耐容上限量[3]
0〜5(月)			(目安量[3]) 300	600			(目安量[3]) 300	600
6〜11(月)			(目安量[3]) 400	600			(目安量[3]) 400	600
1〜2(歳)	300	400		600	250	350		600
3〜5(歳)	350	450		700	300	400		700
6〜7(歳)	300	450		900	300	400		900
8〜9(歳)	350	500		1,200	350	500		1,500
10〜11(歳)	450	600		1,500	400	600		1,900
12〜14(歳)	550	750		2,000	500	700		2,500
15〜17(歳)	550	750		2,500	450	650		2,500
18〜29(歳)	600	850		2,700	450	650		2,700

ビタミンD (μg/日)

年齢	男性 目安量	男性 耐容上限量	女性 目安量	女性 耐容上限量
0〜5(月)	2.5 (5.0)[4]	25	2.5 (5.0)[4]	25
6〜11(月)	5.0 (5.0)[4]	25	5.0 (5.0)[4]	25
1〜2(歳)	2.5	25	2.5	25
3〜5(歳)	2.5	30	2.5	30
6〜7(歳)	3.0	30	3.0	30
8〜9(歳)	3.5	35	3.5	35
10〜11(歳)	3.5	35	3.5	35
12〜14(歳)	3.5	45	3.5	45
15〜17(歳)	4.5	50	4.5	50
18〜29(歳)	5.5	50	5.5	50

ビタミンE (mg/日)[5]

年齢	男性 目安量	男性 耐容上限量	女性 目安量	女性 耐容上限量
0〜5(月)	3.0	—	3.0	—
6〜11(月)	3.5	—	3.5	—
1〜2(歳)	3.5	150	3.5	150
3〜5(歳)	4.5	200	4.5	200
6〜7(歳)	5.0	300	5.0	300
8〜9(歳)	5.0	350	5.5	350
10〜11(歳)	5.5	450	6.0	450
12〜14(歳)	7.0	600	6.0	600
15〜17(歳)	8.0	750	7.0	650
18〜29(歳)	7.0	800	6.5	650

ビタミンK (μg/日)

年齢	男性 目安量	女性 目安量
0〜5(月)	4	4
6〜11(月)	7	7
1〜2(歳)	25	25
3〜5(歳)	30	30
6〜7(歳)	40	40
8〜9(歳)	45	45
10〜11(歳)	55	55
12〜14(歳)	70	65
15〜17(歳)	80	60
18〜29(歳)	75	60

ビタミンB1 (mg/日)

年齢	男性 推定平均必要量	男性 推奨量	女性 推定平均必要量	女性 推奨量
0〜5(月)	(目安量) 0.1	(目安量) 0.1	(目安量) 0.1	(目安量) 0.1
6〜11(月)	(目安量) 0.3	(目安量) 0.3	(目安量) 0.3	(目安量) 0.3
1〜2(歳)	0.5	0.6	0.4	0.5
3〜5(歳)	0.7	0.8	0.6	0.7
6〜7(歳)	0.7	0.9	0.7	0.8
8〜9(歳)	0.8	1.0	0.8	0.9
10〜11(歳)	1.0	1.2	0.9	1.1
12〜14(歳)	1.2	1.4	1.1	1.3
15〜17(歳)	1.2	1.5	1.0	1.2
18〜29(歳)	1.2	1.4	0.9	1.1

ビタミンB2 (mg/日)

年齢	男性 推定平均必要量	男性 推奨量	女性 推定平均必要量	女性 推奨量
0〜5(月)	(目安量) 0.3	(目安量) 0.3	(目安量) 0.3	(目安量) 0.3
6〜11(月)	(目安量) 0.4	(目安量) 0.4	(目安量) 0.4	(目安量) 0.4
1〜2(歳)	0.5	0.6	0.5	0.5
3〜5(歳)	0.7	0.8	0.6	0.8
6〜7(歳)	0.8	0.9	0.7	0.9
8〜9(歳)	0.9	1.1	0.9	1.0
10〜11(歳)	1.1	1.4	1.0	1.2
12〜14(歳)	1.3	1.6	1.2	1.4
15〜17(歳)	1.4	1.7	1.1	1.4
18〜29(歳)	1.3	1.6	1.0	1.2

ナイアシン (mgNE/日)[6]

年齢	男性 推定平均必要量	男性 推奨量	男性 耐容上限量[7]	女性 推定平均必要量	女性 推奨量	女性 耐容上限量[7]
0〜5(月)	(目安量[8]) 2		—	(目安量[8]) 2		—
6〜11(月)	(目安量[8]) 3		—	(目安量[8]) 3		—
1〜2(歳)	5	6	60 (15)	5	6	60 (15)
3〜5(歳)	6	7	80 (20)	6	7	80 (20)
6〜7(歳)	7	8	100 (30)	7	8	100 (30)
8〜9(歳)	9	10	150 (35)	8	10	150 (35)
10〜11(歳)	10	13	200 (45)	10	12	150 (45)
12〜14(歳)	12	14	250 (60)	12	14	250 (60)
15〜17(歳)	13	16	300 (70)	11	13	250 (65)
18〜29(歳)	13	15	300 (80)	9	11	250 (65)

ビタミンB6 (mg/日)[9]

年齢	男性 推定平均必要量	男性 推奨量	女性 推定平均必要量	女性 推奨量
0〜5(月)	(目安量) 0.2		(目安量) 0.2	
6〜11(月)	(目安量) 0.3		(目安量) 0.3	
1〜2(歳)	0.4	0.5	0.4	0.5
3〜5(歳)	0.5	0.6	0.5	0.6
6〜7(歳)	0.6	0.8	0.6	0.7
8〜9(歳)	0.8	0.9	0.7	0.9
10〜11(歳)	0.9	1.1	0.9	1.1
12〜14(歳)	1.1	1.4	1.0	1.3
15〜17(歳)	1.2	1.5	1.1	1.3
18〜29(歳)	1.2	1.4	1.1	1.3

[1] レチノール当量 (μgRE)
[2] プロビタミンAカロテノイドを含む.
[3] プロビタミンAカロテノイドを含まない.
[4] 適度な日照を受ける環境にある乳児の目安量
[5] α-トコフェロールについて算定
[6] NE＝ナイアシン当量
[7] 耐容上限量はニコチン酸アミドのmg量, ( ) 内はニコチン酸のmg量
[8] 単位はmg/日
[9] 食事性ビタミンB6の量ではなく, ピリドキシンとしての量である.

234

性別	男性 ビタミンB12 (μg/日) 推定平均必要量	男性 推奨量	女性 推定平均必要量	女性 推奨量	男性 ナトリウム (mg/日, ( )食塩相当量[g/日]) 推定平均必要量	男性 目標量	女性 推定平均必要量	女性 目標量	男性 カリウム (mg/日) 目安量	男性 目標量	女性 目安量	女性 目標量
0〜5 (月)	(目安量) 0.4	—	(目安量) 0.4	—	(目安量)100 (0.3)	—	(目安量)100 (0.3)	—	400	—	400	—
6〜11 (月)	(目安量) 0.6	—	(目安量) 0.6	—	(目安量)600 (1.5)	—	(目安量)600 (1.5)	—	700	—	700	—
1〜2 (歳)	0.8	0.9	0.8	0.9	—	(4.0未満)	—	(4.0未満)	900	—	800	—
3〜5 (歳)	0.9	1.1	0.9	1.1	—	(5.0未満)	—	(5.0未満)	1,000	—	1,000	—
6〜7 (歳)	1.1	1.4	1.1	1.4	—	(6.0未満)	—	(6.0未満)	1,300	—	1,200	—
8〜9 (歳)	1.3	1.6	1.3	1.6	—	(7.0未満)	—	(7.0未満)	1,500	—	1,400	—
10〜11 (歳)	1.6	1.9	1.6	1.9	—	(7.5未満)	—	(7.5未満)	1,900	—	1,700	—
12〜14 (歳)	2.0	2.4	2.0	2.4	—	(8.0未満)	—	(7.5未満)	2,300	—	2,100	—
15〜17 (歳)	2.0	2.4	2.0	2.4	—	(9.0未満)	—	(7.5未満)	2,700	—	2,000	—
18〜29 (歳)	2.0	2.4	2.0	2.4	600 (1.5)	(9.0未満)	600 (1.5)	(7.5未満)	2,500	2,800	2,000	2,700

性別	男性 葉酸 (μg/日) 推定平均必要量	男性 推奨量	男性 耐容上限量	女性 推定平均必要量	女性 推奨量	女性 耐容上限量	男性 パントテン酸 (mg/日) 目安量	女性 目安量	男性 ビオチン (μg/日) 目安量	女性 目安量	男性 ビタミンC (mg/日) 推定平均必要量	男性 推奨量	女性 推定平均必要量	女性 推奨量
0〜5 (月)	(目安量) 40	—	—	(目安量) 40	—	—	4	4	4	4	(目安量) 40	—	(目安量) 40	—
6〜11 (月)	(目安量) 65	—	—	(目安量) 65	—	—	5	5	5	10	(目安量) 40	—	(目安量) 40	—
1〜2 (歳)	80	100	300	80	100	300	3	3	20	20	35	40	35	40
3〜5 (歳)	90	110	400	90	110	400	4	4	25	25	40	45	40	45
6〜7 (歳)	110	140	600	110	140	600	5	5	30	30	55	55	55	55
8〜9 (歳)	130	160	700	130	160	700	6	5	35	35	55	65	55	65
10〜11 (歳)	160	190	900	160	190	900	6	6	40	40	65	80	65	80
12〜14 (歳)	200	240	1,200	200	240	1,000	7	6	50	50	85	100	85	100
15〜17 (歳)	220	240	1,300	200	240	1,300	7	5	50	50	85	100	85	100
18〜29 (歳)	200	240	1,300	200	240	1,300	5	5	50	50	85	100	85	100

性別	男性 カルシウム (mg/日) 推定平均必要量	男性 推奨量	男性 耐容上限量	女性 推定平均必要量	女性 推奨量	女性 耐容上限量	男性 マグネシウム (mg/日)[2] 推定平均必要量	男性 推奨量	女性 推定平均必要量	女性 推奨量	男性 リン (mg/日) 目安量	男性 耐容上限量	女性 目安量	女性 耐容上限量
0〜5 (月)	(目安量) 200	—	—	(目安量) 200	—	—	(目安量) 20	—	(目安量) 20	—	120	—	120	—
6〜11 (月)	(目安量) 250	—	—	(目安量) 250	—	—	(目安量) 60	—	(目安量) 60	—	260	—	260	—
1〜2 (歳)	350	400	—	350	400	—	60	70	60	70	500	—	500	—
3〜5 (歳)	500	600	—	450	550	—	80	100	80	100	700	—	700	—
6〜7 (歳)	500	600	—	450	550	—	110	130	110	130	900	—	800	—
8〜9 (歳)	550	650	—	600	750	—	140	170	140	160	1,000	—	1,000	—
10〜11 (歳)	600	700	—	600	750	—	180	210	180	220	1,100	—	1,000	—
12〜14 (歳)	850	1,000	—	700	800	—	250	290	240	290	1,200	—	1,100	—
15〜17 (歳)	650	800	—	550	650	—	300	360	260	310	1,200	—	1,000	—
18〜29 (歳)	650	800	2,500	550	650	2,500	280	340	230	270	1,000	3,000	800	3,000

[1] 耐容上限量は、プテロイルモノグルタミン酸の量として算定した。
[2] 通常の食品以外からの摂取量の耐容上限量は、成人の場合 350mg/日、小児では 5mg/kg 体重/日とする。通常の食品からの摂取量の場合、耐容上限量は設定しない。

付録 235

鉄 (mg/日) / ヨウ素 (µg/日) / 亜鉛 (mg/日) / クロム (µg/日) / 銅 (mg/日) / セレン (µg/日) / マンガン (mg/日) / モリブデン (µg/日)

鉄 (mg/日)

性別	男性			女性				
年齢	推定平均必要量	推奨量	耐容上限量	月経なし 推定平均必要量	月経なし 推奨量	月経あり 推定平均必要量	月経あり 推奨量	耐容上限量
0〜5 (月)	(目安量) 0.5	—	—	(目安量) 0.5	—	—	—	—
6〜11 (月)	3.5	5.0	—	3.5	4.5	—	—	—
1〜2 (歳)	3.0	4.0	25	3.0	4.5	—	—	20
3〜5 (歳)	4.0	5.5	25	4.0	5.5	—	—	25
6〜7 (歳)	4.5	6.5	30	4.5	6.5	—	—	30
8〜9 (歳)	6.0	8.5	35	6.0	8.0	—	—	35
10〜11 (歳)	7.0	10.0	35	7.0	9.5	9.5	13.5	35
12〜14 (歳)	8.0	11.0	50	7.0	10.0	10.0	14.0	45
15〜17 (歳)	8.0	9.5	45	5.5	7.0	8.5	10.5	40
18〜29 (歳)	6.0	7.0	50	5.0	6.0	8.5	10.5	40

ヨウ素 (µg/日)

性別	男性			女性		
年齢	推定平均必要量	推奨量	耐容上限量	推定平均必要量	推奨量	耐容上限量
0〜5 (月)	(目安量) 100	—	250	(目安量) 100	—	250
6〜11 (月)	(目安量) 130	—	250	(目安量) 130	—	250
1〜2 (歳)	35	50	250	35	50	250
3〜5 (歳)	45	60	350	45	60	350
6〜7 (歳)	55	75	500	55	75	500
8〜9 (歳)	65	90	500	65	90	500
10〜11 (歳)	75	110	500	75	110	500
12〜14 (歳)	95	130	1,300	95	130	1,300
15〜17 (歳)	100	140	2,100	100	140	2,100
18〜29 (歳)	95	130	2,200	95	130	2,200

亜鉛 (mg/日)

性別	男性			女性		
年齢	推定平均必要量	推奨量	耐容上限量	推定平均必要量	推奨量	耐容上限量
0〜5 (月)	(目安量) 2	—	—	(目安量) 2	—	—
6〜11 (月)	(目安量) 3	—	—	(目安量) 3	—	—
1〜2 (歳)	3	4	—	3	4	—
3〜5 (歳)	3	5	—	3	5	—
6〜7 (歳)	4	5	—	4	5	—
8〜9 (歳)	5	6	—	5	6	—
10〜11 (歳)	6	7	—	6	7	—
12〜14 (歳)	9	10	—	7	8	—
15〜17 (歳)	10	12	—	7	8	—
18〜29 (歳)	9	11	40	7	8	35

クロム (µg/日)

性別	男性		女性	
年齢	推定平均必要量	耐容上限量	推定平均必要量	耐容上限量
0〜5 (月)	(目安量) 0.8	—	(目安量) 0.8	—
6〜11 (月)	(目安量) 1.0	—	(目安量) 1.0	—
18〜29 (歳)	10	500	10	500

銅 (mg/日)

性別	男性			女性		
年齢	推定平均必要量	推奨量	耐容上限量	推定平均必要量	推奨量	耐容上限量
0〜5 (月)	(目安量) 0.3	—	—	(目安量) 0.3	—	—
6〜11 (月)	(目安量) 0.3	—	—	(目安量) 0.3	—	—
1〜2 (歳)	0.2	0.3	—	0.2	0.3	—
3〜5 (歳)	0.3	0.4	—	0.3	0.3	—
6〜7 (歳)	0.3	0.4	—	0.3	0.4	—
8〜9 (歳)	0.4	0.5	—	0.4	0.5	—
10〜11 (歳)	0.5	0.6	—	0.5	0.6	—
12〜14 (歳)	0.7	0.8	—	0.6	0.8	—
15〜17 (歳)	0.8	0.9	—	0.6	0.7	—
18〜29 (歳)	0.7	0.9	10	0.6	0.7	10

セレン (µg/日)

性別	男性			女性		
年齢	推定平均必要量	推奨量	耐容上限量	推定平均必要量	推奨量	耐容上限量
0〜5 (月)	(目安量) 15	—	—	(目安量) 15	—	—
6〜11 (月)	(目安量) 15	—	—	(目安量) 15	—	—
1〜2 (歳)	10	10	100	10	10	100
3〜5 (歳)	10	15	100	10	10	100
6〜7 (歳)	15	15	150	15	15	150
8〜9 (歳)	15	20	200	15	20	200
10〜11 (歳)	20	25	250	20	25	250
12〜14 (歳)	25	30	350	25	30	300
15〜17 (歳)	30	35	400	20	25	350
18〜29 (歳)	25	30	450	20	25	350

マンガン (mg/日)

性別	男性		女性	
年齢	目安量	耐容上限量	目安量	耐容上限量
0〜5 (月)	0.01	—	0.01	—
6〜11 (月)	0.5	—	0.5	—
1〜2 (歳)	1.5	—	1.5	—
3〜5 (歳)	1.5	—	1.5	—
6〜7 (歳)	2.0	—	2.0	—
8〜9 (歳)	2.5	—	2.5	—
10〜11 (歳)	3.0	—	3.0	—
12〜14 (歳)	4.0	—	4.0	—
15〜17 (歳)	4.5	—	3.5	—
18〜29 (歳)	4.0	11	3.5	11

モリブデン (µg/日)

性別	男性			女性		
年齢	推定平均必要量	推奨量	耐容上限量	推定平均必要量	推奨量	耐容上限量
0〜5 (月)	(目安量) 2	—	—	(目安量) 2	—	—
6〜11 (月)	(目安量) 3	—	—	(目安量) 3	—	—
18〜29 (歳)	20	25	450	20	25	550

(深津章子)

4 横断的標準身長・体重曲線

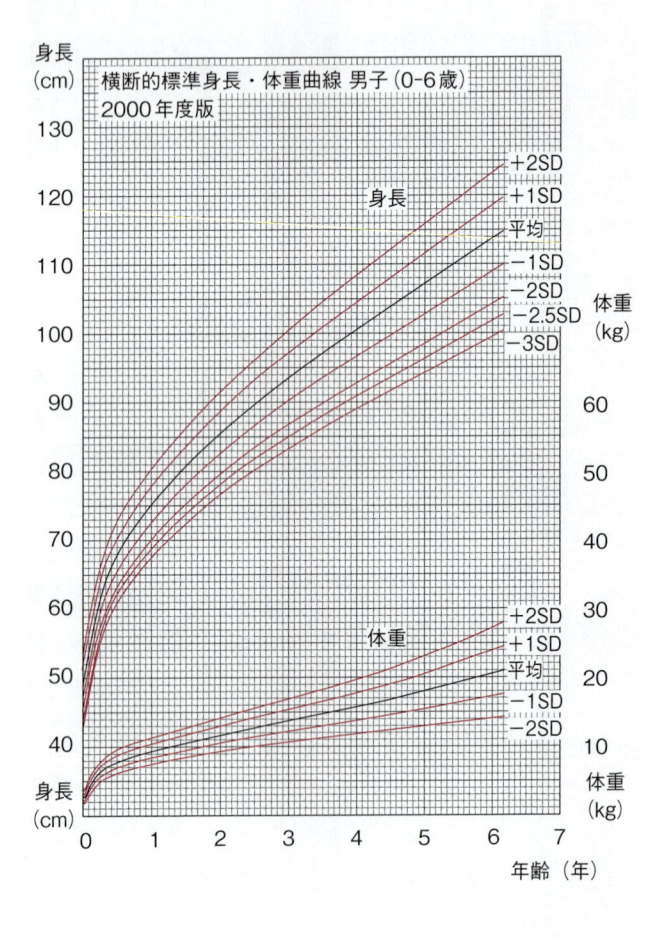

横断的標準身長・体重曲線 男子（0-6歳）2000年度版

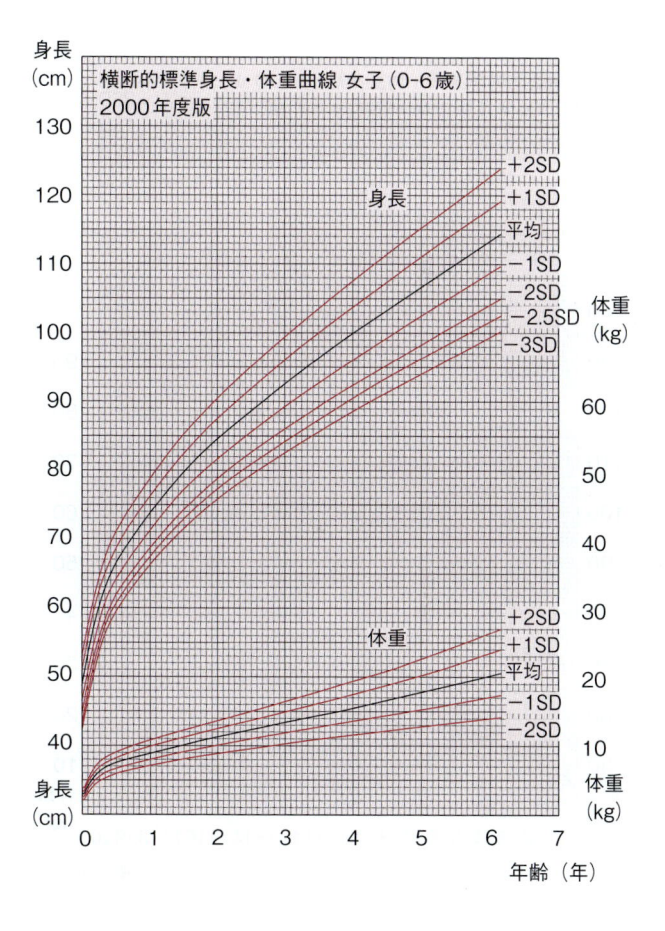

横断的標準身長・体重曲線 女子(0-6歳) 2000年度版

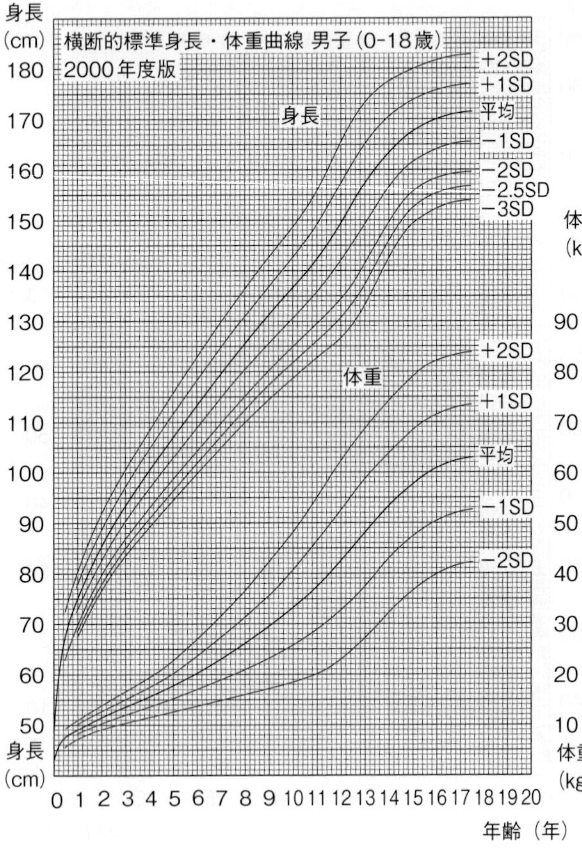
横断的標準身長・体重曲線 男子（0-18歳）
2000年度版
身長
(cm)
180
170
160
150
140
130
120
110
100
90
80
70
60
50
身長
(cm)
身長
+2SD
+1SD
平均
−1SD
−2SD
−2.5SD
−3SD
体重
(kg)
90
80
70
60
50
40
30
20
10
体重
(kg)
体重
+2SD
+1SD
平均
−1SD
−2SD
0 1 2 3 4 5 6 7 8 9 10 11 12 13 14 15 16 17 18 19 20
年齢（年）

付録 239

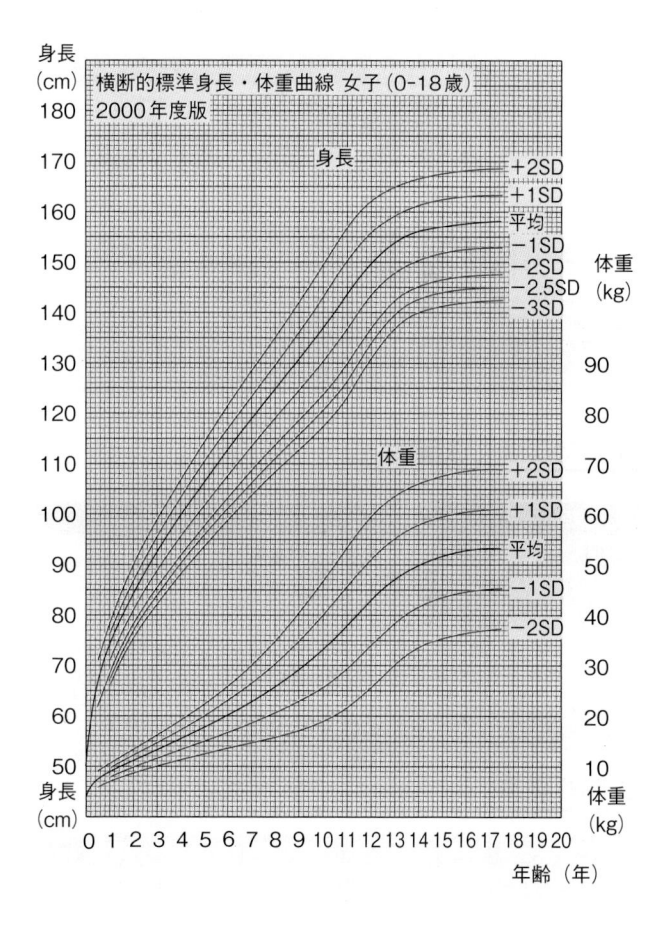

横断的標準身長・体重曲線 女子 (0-18歳) 2000年度版

5 小児栄養に関する検査基準値一覧

A たんぱく関連

項目	年齢（月齢）	基準値	備考
血清総蛋白	1～6ヵ月 11～14歳 成人	4.3～7.3g/dL 5.9～7.9 6.5～8.2	加齢とともに増加
血清アルブミン	1～6ヵ月 11～14歳 成人	3.1～5.1g/dL 4.0～5.6 3.9～4.9	
レチノール結合蛋白	成人	2.4～7.0mg/dL	
トランスサイレチン	乳児 学童期 成人	15～20mg/dL 13～25 22～40	
トランスフェリン	成人	190～320mg/dL	

B 非たんぱく性窒素

項目	年齢（月齢）	基準値	備考
BUN	新生児 幼児 学童後期 成人	5～14mg/dL 5～18 9～18 8～22	
クレアチニン	生後1～2日 5～6日 成人	0.6～2.1mg/dL 0.2～0.7 M 0.6～1.0 F 0.5～0.8	生後1～2日で高値．その後減少し，生後5日以降から徐々に増加．

C 脂質関連

項目	年齢（月齢）	基準値	備考
総コレステロール	生後5日 成人	100～150mg/dL 120～220	加齢とともに増加し，5ヵ月以降はほぼ成人並み
中性脂肪	出生時 学童期 成人	30mg/dL 程度 100 未満程度 30～150	出生時最も低く，その後加齢とともに増加

D 電解質

項目	年齢（月齢）	基準値	備考
ナトリウム	新生児 乳児 小児 成人	134～146mEq/L 139～146 138～145 136～146	
カリウム	新生児 乳児 小児 成人	3.9～5.9mEq/L 4.1～5.3 3.4～4.7 3.5～5.1	
クロール	新生児 乳児 小児 成人	97～110mEq/L 98～106 98～106 98～106	
カルシウム	新生児 乳児 幼児 学童期 成人	8.2～9.8mg/dL 8.5～10.0 9.0～10.1 8.9～10.0 9.0～10.0	
リン	新生児 乳児 幼児～学童期 成人	5.3～10.9mg/dL 5.3～10.3 4.5～6.5 2.9～4.5	新生児期に最も高く，加齢とともに減少
マグネシウム	成人	1.7～2.6mg/dL	

E 糖質

項目	年齢（月齢）	基準値	備考
血糖	小児 思春期以降 成人	60～100mg/dL 70～105 70～105	思春期以降成人と同値

F 血液関連

項目	年齢（月齢）	基準値	備考
末梢血総リンパ球数	新生児～乳幼児期 学童期 成人	2.0～15.0×1,000/μL 1.5～7.0×1,000 1.0～4.8×1,000	乳幼児期以降減少

項目	年齢（月齢）	基準値	備考
ヘモグロビン値	乳児 幼児 学童期 成人	10.5～13.5g/dL 11.5～13.5 11.5～15.5 M 14～18 F 12～16	

G 微量元素（金属）

項目	年齢（月齢）	基準値	備考
亜鉛（血清）	乳児 幼児 学童期 成人	69～87μg/dL 64～88 79～105 70～88	60μg/dL以下は低栄養が示唆される
銅（血清）	乳児 幼児 学童期 成人	112～160μg/dL 92～130 92～126 81～129	
セレン	小児 成人	1.6～12.0μg/dL 8.6～21.0	
マンガン（血液）	成人	0.4～2.0μg/dL	
鉄	乳児 幼児 学童期 成人	11～150 μg/dL 11～130 28～185 M 39～195 F 34～180	

H その他

項目	年齢（月齢）	基準値	備考
ケトン体 　アセト酢酸 　βオキシ酪酸	成人 乳児 幼児 学童期 成人	1.3～3.1mg/dL 1.0～10.0mg/dL 1.0～9.4 1.0～3.1 1.0～2.8	高値で飢餓状態
コリンエステラーゼ	新生児 1ヵ月 乳児	成人の80～90% 125～140% 125～140%	測定法などにより数値は大きく異なる．よって数値は示さない．1歳からは徐々に減少し成人の値に近づく．

項目	年齢(月齢)	基準値	備考
窒素平衡	4〜17ヵ月 17ヵ月〜3歳 3〜7歳 成人	プラス 90mg N/kg プラス 70mg N/kg プラス 40mg N/kg 窒素の収支ゼロ	[投与蛋白質(g/日)×0.16]から[尿中尿素窒素(g/日)+1]を減じたもの

(御幡雅人)

6 小児版 薬剤-栄養素相互作用一覧

薬品の成分名	薬品の商品名	食品	食品成分	作用	理由
イソニアジド・プロカルバジン塩酸塩	イスコチン・塩酸プロカルバジン	チーズ・ソーセージなど	チラミン	血圧上昇	薬剤が MAO 阻害剤様作用をもつため.
プロポフォール	デュプリバンなど			血中脂肪濃度上昇	薬剤に脂質が含まれるため.
ワルファリンカリウム	ワーファリン	納豆	ビタミンK	作用減弱	納豆は腸内でビタミンKを合成し, ワーファリンの作用と拮抗する.
コレスチミド	コレバイン		脂溶性ビタミン・葉酸塩	ビタミンの吸収阻害	薬がビタミンを吸着して排泄するため. 長期投与時はビタミンの補給を考える.
テトラサイクリン系抗生物質(ドキシサイクリン・ミノサイクリンなど)	ビブラマイシン・ミノマイシンなど	牛乳・乳製品	カルシウム	作用減弱	消化管内でキレートを形成し吸収を阻害する.
セフジニル	セフゾン	鉄剤	鉄	作用減弱	消化管内でキレートを形成し吸収を阻害する.
ノルフロキサシン	バクシダール	制酸剤・鉄剤	Al, Ca, Mg, Fe,	作用減弱	消化管内でキレートを形成し吸収を阻害する.
イソニアジド	イスコチンなど	ヒスチジンを多く含有する魚	ヒスチジン	ヒスタミン中毒症状(頭痛, 紅斑, 嘔吐, 瘙痒など)	ヒスタミン代謝酵素阻害作用があり, 体内にヒスタミンが蓄積されると考えられている.
ベンゾジアゼピン系催眠剤	ホリゾン・ベンザリンなど	飲酒	アルコール	作用増強	
セフォペラゾンナトリウム	セフォペラジン注射など	飲酒	アルコール	潮紅, 悪心, 頻脈, 多汗, 頭痛が現れるとの報告がある	薬がエタノールの代謝物質アセトアルデヒドの濃度を上げるため. 投与期間中および投与後少なくとも1週間は飲酒を避けさせる.
アセトアミノフェン	カロナールほか	酒	アルコール	多量常飲者が肝不全を起こしたとの報告がある	アセトアミノフェンから肝毒性を持つ代謝物質の合成が促進される.
テオフィリン	テオドールなど	コーヒーなど	カフェイン	過度の中枢神経刺激作用が現れることがある	併用により中枢神経刺激作用が増強される.
イトラコナゾール	イトリゾール錠, カプセル	食直後		食直後投与が最も吸収が良い.	
イトラコナゾール	イトリゾール内服液	空腹時		空腹時投与が最も吸収が良い	内服液空腹時>カプセル食直後
カルシウム拮抗剤(降圧剤), 免疫抑制剤, 抗HIV剤, 抗がん剤, ベンゾジアゼピン系薬, 抗コレステロール剤, など		グレープフルーツジュース		作用増強・副作用増強することがある.	グレープフルーツジュースが薬物の代謝を阻害するため. (個々の成分について代謝が異なるので, 確認のこと)

(根来 忍)

7 小児栄養に関する各種コスト一覧

A 栄養に関する診療報酬一覧（抜粋）

(2012年1月現在)

入院栄養食事指導料　130点

入院中の患者であって，別に＊厚生労働大臣が定める特別食を必要とするものに対して，医師の指示に基づき管理栄養士が具体的な献立によって指導を行った場合に，入院中2回を限度として算定する．

外来栄養食事指導料　130点

入院中の患者以外の患者であって，別に＊厚生労働大臣が定める特別食を必要とするものに対して，医師の指示に基づき管理栄養士が具体的な献立によって指導を行った場合に，初回の指導を行った月にあっては月2回に限り，その他の月にあっては月1回に限り算定する．

集団栄養食事指導料　80点

別に＊厚生労働大臣が定める特別食を必要とする複数の患者に対して，医師の指示に基づき管理栄養士が栄養指導を行った場合に，患者1人につき月1回に限り算定する．

| ＊特別食 | 疾病治療の直接手段として，医師の発行する食事せんに基づき提供された適切な栄養量および内容を有する特別食 |

乳幼児育児栄養指導料　130点

小児科を標榜する保険医療機関において，小児科を担当する医師が，3歳未満の乳幼児に対する初診時に，育児，栄養その他療養上必要な指導を行った場合に算定する．

栄養管理実施加算（1日につき）　12点

栄養管理体制その他の事項につき別に＊厚生労働大臣が定める施設基準に適合しているものとして地方厚生局長等に届け出た保険医療機関に入院している患者のうち，栄養管理実施加算を算定できるものを現に算定している患者に限り，所定点数に加算する．

*施設基準	① 常勤の管理栄養士1名以上. ② 入院時に患者ごとの栄養状態の評価を行い, 医師, その他の医療従事者が共同して, 栄養管理計画を作成. ③ 栄養管理計画に基づき, 栄養状態を定期的に記録. ④ 必要に応じて栄養管理計画を見直していること

栄養サポートチーム加算（週1回） 200点

栄養管理体制その他の事項につき*厚生労働大臣が定める施設基準に適合しているものとして地方厚生局長等に届け出た保険医療機関において, 栄養管理を要する患者として*厚生労働大臣が定める患者に対して, 当該保険医療機関の保険医, 看護師, 薬剤師, 管理栄養士等が共同して必要な診療を行った場合に, 当該患者のうち, 栄養サポートチーム加算を算定できるものを現に算定している患者に限り週1回に限り所定点数に加算する.

*定める患者	栄養障害の状態にある患者または見込まれる患者で, 栄養管理実施加算を算定しているもの.
*施設基準	① 栄養管理に係る十分な体制の整備 ② 栄養治療実施計画の作成と文書による交付, 説明. ③ 診療の終了時に栄養治療実施報告書の作成と文書による交付, 説明 ④ 病院勤務医の負担改善体制の整備

在宅中心静脈栄養法指導管理料 3,000点

在宅中心静脈栄養法に関する指導管理を行った場合に算定する. 対象となる患者は, 原因疾患のいかんにかかわらず, 中心静脈栄養以外に栄養維持が困難な者で, 当該療法を行うことが必要であると医師が認めた者とする.

在宅成分栄養経管栄養法指導管理料 2,500点

在宅成分栄養経管栄養法に関する指導管理を行った場合に算定する. 在宅成分栄養経管栄養法指導管理料算定の対象となるのは, 栄養素の成分の明らかなもの（アミノ酸, ジペプチドまたはトリペプチドを主なたんぱく源とし, 未消化態たんぱくを含まないもの）を用いた場合のみであり, 単なる流動食について鼻腔栄養を行ったものなどは該当しない. 対象となる患者は, 原因疾患のいかんにかかわらず, 在宅成分栄養経管栄養法以外に栄養の維持が困難な者で, 当該療法を行うことが必要であると医師が認めた者とする.

在宅寝たきり患者処置指導管理料 1,050点

現に寝たきりの状態にあるものまたはこれに準ずる状態にあるものに対して, 当該処置に関する指導管理を行った場合に算定する. 注）在宅における創傷処置等の処置とは, 家庭において療養を行っている患者であって, 現に寝たきりの状態にあるものまたはこれに準ずる状態にあるものが, 在宅において自らまたはその家族など患者の看護に当たる者が実施する創傷処置（気管内ディスポーザブルカテーテル交換を含む）, 皮膚科軟膏処置, 留置カテーテル設置, 膀胱洗浄, 導尿（尿道拡張を要するもの）, 鼻腔栄養, ストーマ処置, 喀痰吸引, 介達牽引または消炎鎮痛等処置をいう.

B 栄養物品に関するコスト

　注入などに用いる医療材料は，診療報酬の算定の中に含まれる場合もある．一般購入する場合は，医科系の代理店もしくは通信販売も可能である．基本的に医療材料は使い捨ての仕様になっていることが多く，イルリガートル，注入器も同様である．

栄養ボトル（600～700円/1個）
バック型（容器と栄養セットが一体化）からボトル型のもの，容量（100～600mL）もさまざまである．対象者に併せて選択する必要がある．

経腸栄養ライン用　注入器（100～200円/1本）
投薬や水分補給に用いることができる．注入器は，用途に合わせて容量（1～50mL）を工夫する必要がある．

栄養カテーテル（400～500円/1本）
栄養ボトルと接続可能なチューブ．対象者に合わせて選択する必要がある．

濃厚流動食（食品タイプの経腸栄養剤）
標準的な組成のもので，200kcal/1本程度のもので200円前後．

微量元素補給飲料（テゾンやブイクレスなど）
125mL/1本程度のもので200円前後．

食物繊維
1包（食物繊維として5g程度）で40～80円程度．

トロミ剤
1包（3g前後）で20円程度．

（萩原綾子）

8 関連学会・おすすめの書物一覧

❖ **臨床栄養に関係のある学会・研究会**
- 日本静脈経腸栄養学会（JSPEN）
  多職種が参加する最大規模の学会
  栄養士部会・薬剤師部会・看護部会もある．
  NST 専門療法士の認定制度がある（管理栄養士・看護師・薬剤師・臨床検査技師・言語聴覚士・理学療法士・作業療法士・歯科衛生士，5 年以上の臨床経験が必要）．
  ヨーロッパ臨床栄養代謝学会（ESPEN），アメリカ静脈経腸栄養学会（ASPEN）との交流もある．
- 日本病態栄養学会
  医師・栄養士を中心とした学会
  病態栄養専門師（管理栄養士，3 年以上の臨床経験が必要），病態栄養専門医，NST コーディネーターの認定制度がある．
- 日本臨床栄養学会
  認定臨床栄養学術師，認定臨床栄養医，認定臨床栄養指導医の認定制度がある．
- 日本小児外科代謝研究会
- 日本小児栄養消化器肝臓学会
- 日本小児栄養研究会
- 日本摂食・嚥下リハビリテーション学会
  摂食・嚥下を専門にする多職種の学会で，認定士制度がある．

❖ **おすすめの書物**
- 実践！ 臨床栄養（医学書院）
- レジデントのための栄養管理基本マニュアル（文光堂）
- 臨床栄養医学（南山堂）
- 小児臨床栄養学（診断と治療社）
- 臨床病態栄養学（文光堂）
- 日本静脈経腸栄養学会 静脈経腸栄養ハンドブック（南江堂）
- 病態栄養専門医テキスト（メディカルレビュー社）
- 治療に活かす！栄養療法はじめの一歩（羊土社）

〔高増哲也，深津章子〕

● あとがき

「成人の栄養管理では，90歳体重45kgの女性にも50歳80kgの男性にも同量の輸液キットを投与することがある」と聞いたとき，小児病院での経験しかない私は衝撃を受けました．小児領域では年齢や体重に合わせた細やかな栄養管理が行われているため，そのときに聞いた栄養管理は対象者を見ていないように感じたのです．

NSTや栄養管理への関心の高まりのなかで，上記のようなケースはもうないかもしれません．しかし，テーラーメード医療の必要性が叫ばれる今，小児領域の栄養管理はすべての栄養管理のなかで何歩も進んだものといえるでしょう．同時に，それゆえに「小児の栄養管理はよくわからない」と感じさせるとも言えます．

「小児栄養に対する得体のしれない壁」を取り除こう！　そして，各施設や医療者がもつ知識と技術を皆で共有してわかりやすくしよう！　その先に議論があるはず！　というコンセプトで本書を作りました．編者としては，きっとその目的を達する本ができたと自負しています．

しかし，陣痛のあと誕生したばかりのこのマニュアル．これから，新生児であるこの本が臨床と科学的根拠の積み重ねにより繰り返し改訂され，すくすくと成長することを切に願っています．そのために，読者の皆さまのご経験やご意見（たっぷりの栄養）を吸収させていただければ幸いです．

この本が大きな使命感をもって小児栄養に携わる医療従事者の方々，そして子どもたちとその家族にお役に立ち，元気づけられますように．

深津　章子

索　引

【和文索引】

■ あ
亜鉛　18
　──（血清）　242
悪液質　156
アセスメント　21, 28
アセト酢酸　242
アナフィラキシー　153
アミノ酸　6
　──製剤　81
アミラーゼ　51
アルギニン　6
アルブミン　37
アレルギー　152, 220
安静時エネルギー消費量　40
安全対策　181

■ い
異化　3
異食症　196
胃食道逆流症　70, 124
移植片対宿主病　158
1型糖尿病　142
胃排出能　217
医療事故　181
胃瘻　17, 66, 188, 189, 217
　──カテーテル　66
　──漏れ　71
インスリン補充療法　111

■ え
エイコサトリエン酸　198
栄養教諭制度　208

栄養サポートチーム　166, 170
栄養スクリーニング　24
栄養投与計画　43
栄養補助食品　227
壊死性腸炎　92
エネルギー比率　48
エレンタールP　49
炎症性腸疾患　105

■ お
嘔吐　211
悪心　211

■ か
潰瘍性大腸炎　105
外来NST　170
化学性肺炎　136
下顎操作　137
化学療法　155
果汁　61
カゼイン　55
カットダウン　74
カテーテル関連血流感染症　85
加熱食　159
カーボカウント　142
カリウム　37, 241
カルシウム　37, 241
感覚異常　138
肝障害　86
間食　63
間接熱量計　38
間接熱量測定　40
感染後の急性糸球体腎炎　139
感染対策　180

完全皮下埋め込み式カテーテル　79
感染防御物質　55
肝不全　112
緩和ケア　179
■ き
飢餓状態　192
希釈尿　13
基礎代謝基準値　44
喫食率　41
客観的データ栄養評価　21
吸収　3
　——障害　229
急性膵炎　108
強化母乳　94
共食　207
■ く
空腸瘻　67, 217
グルコアミラーゼ　51
グルタミン　6, 194
クレアチニン　240
グローションカテーテル　76
クロール　37, 241
クローン病　105
クワシオルコル　30
■ け
経管栄養　16, 64
経口栄養　16, 157
経口補水液　184
経口補水療法　184
経腸栄養　16
　——剤　224
　——ポンプ　69
経鼻胃管　64
経鼻十二指腸・空腸チューブ　65
頸部過伸展　137
血液ガス分析　38
血清アルブミン　240
血清総蛋白　37, 240
血糖　37, 241
ケトン食　200
ケトン体　38, 242
下痢　100, 184
■ こ
抗がん剤　155
口腔ケア　128
甲状腺機能　126
　——低下　197
誤嚥　138
呼吸商　40
骨髄抑制　155
コリンエステラーゼ　38
■ さ
サカザキ菌　58
サプリメント　18
■ し
脂質　7
舌の抑制的安定性　137
実測体重　50
自閉症　160, 214
脂肪乳剤　82
重症心身障害児　54, 122, 177, 217
終末期　179
主観的包括的栄養評価　21, 24, 159
消化　3
　——管運動促進　212
　——酵素補充療法　111

──態栄養剤 17, 105
静注用脂肪乳剤 48
上腸間膜動脈症候群 128
小児特発性ネフローゼ症候群 139
小児用栄養剤 190
静脈栄養 16, 47
静脈血栓症 85
上腕筋周囲面積 33
上腕筋肉周囲長 26, 33
上腕三頭筋部皮下脂肪厚 26, 33
除去食 152
食育基本法 205, 206
食塊 133
食事記録法（秤量法） 42
食事摂取基準 232
食事摂取量 41
食事バランスガイド 208
食事歴法 41
褥瘡 177
食品交換表 143
食物アレルギー 62, 152
食物繊維 9, 100
食欲低下 211
自律授乳 56
心筋症 196
神経性無食欲症 161, 192
新生児期小腸広範囲切除例 53
身体診察 28
心タンポナーデ 85
身長・体重比 32
腎溶質負荷 190
診療報酬 245

■ す
スクリーニング 21
ストレス係数 45
スルーザニューラ法 77

■ せ
生活活動係数 45
成熟乳 55
生着 158
成長 10
──曲線 32
──障害 141
成分栄養剤 17, 105, 219
摂食機能 63
摂食ケア 216
舌尖挙上 137
セルジンガー法 77
セレン 242
──欠乏 132
前処置（造血幹細胞移植） 159
全身的運動発達 134
先天性腎尿路奇形 140
先天性代謝異常症 149

■ そ
総合ビタミン剤 82
総コレステロール 37, 240
早産児 90
組織増加分のエネルギー基準値 45

■ た
体脂肪率 13
代謝 3
──異常症 228
体水分量 12
体組成 12
胎便病 92

多剤併用療法　155
多職種連携　165
脱水　12, 103, 184
ダブルバッグ製剤　80
炭水化物　5
短腸症候群　115
タンデムマス　149
タンパク質　6
　——必要量　46
　——・アミノ酸代謝異常　229
　——・エネルギー栄養障害　30, 43
ダンピング症候群　72, 125

■ ち
窒素平衡　38, 243
中鎖脂肪酸　110
中心静脈栄養　17, 74, 157
中性脂肪　37, 240
超重症児　123
朝食欠食児　206
超早期授乳　94
腸内細菌　100
腸閉塞　115
腸瘻　17

■ て
低残渣食　107
低出生体重児　90
低リン血症　192
鉄　242
電解質代謝異常　229
てんかん　200
電子カルテシステム　167
電子カルテの3基準　168
電子カルテの要件　167

■ と
銅（血清）　242
同化　3
糖質　5
　——代謝異常　229
糖電解質液　80
特殊ミルク　57, 141, 151, 220, 228
トランスサイレチン　37, 240
トランスフェリン　37, 240

■ な
ナトリウム　37, 241

■ に
24時間思い出し法　41
二分脊椎症　177
乳清　55
乳糖　55
乳び胸　218
尿一般検査　38
尿素窒素　38
尿毒症　140
妊娠　204

■ ね
粘膜萎縮　51
年齢・身長比　32

■ の
脳性麻痺　50

■ は
排便　101
バクテリアルトランスロケーション　194
発育　11
発達　11
鼻呼吸　136
半固形　188

——化栄養剤　72, 185
半消化態栄養剤　17
半定量食物摂取頻度調査法　42

■ ひ

ビオチン欠乏　220
ビタミン　8
　　　——C　215
　　　——K　203
非タンパク質カロリー/窒素比　201
ヒックマンカテーテル　78
必須アミノ酸　6
必須脂肪酸欠乏　14, 107, 110, 111, 198, 218
皮膚ツルゴール　102
肥満　30, 145
　　　——度　145
病院情報システム　167
微量元素　82, 156
　　　——欠乏症　196
ヒルシュスプルング病　115

■ ふ

ファーストパス　47
フォローアップミルク　190
副作用（抗がん剤）　156
プランニング　22
不良肉芽　71
プレバイオティクス　98
プロトコール　155
ブロビアックカテーテル　78
分岐鎖アミノ酸　6, 113
噴門形成術　70

■ へ

ペプチド　6
ヘモグロビン値　37, 242

便検査　38
偏食　63, 215
便秘　100

■ ほ

芳香族アミノ酸　6, 113
保存母乳　57

■ ま

マグネシウム　37, 241
末梢血総リンパ球数　37, 38, 241
末梢静脈栄養　17, 74
マラスムス　30
マンガン（血液）　242
慢性腎臓病　139
慢性腎不全　139
慢性膵炎　110

■ み

味覚障害　156
ミキサー食　185, 187, 188
ミネラル　8
ミルク　220
　　　——アレルギー　220, 229

■ め

メタボリックシンドローム　146
免疫賦活経腸栄養剤　186

■ も

毛細血管再充填時間　102
モチリン受容体　212
モニタリング　23

■ や

薬剤-栄養素相互作用　244
やせ　30

■ ゆ

有機酸代謝異常　229

幽門後栄養法 54

■ よ

葉酸 204
ヨウ素欠乏 132

■ り

理想体重 50
離乳の完了 59
リノール酸 48
リパーゼ 51
リン 37, 241

■ れ

レチノール結合蛋白 37, 240

【欧文索引】

■ A

AAA 6, 113
AMA 33
AMC 26, 33
arm muscle circumference 26
aromatic amino acid 6
ASPEN 47, 52

■ B

βオキシ酪酸 242
bacterial translocation 17, 98, 109, 194
BCAA 6, 113
BMI 25, 145
branched chain amino acid 6
BUN 240

■ C

capillary refilling time 29, 102
CKD 139
CRBSI 85
cyclic TPN 86

■ D

DOHaD 説 206

■ E

ED チューブ 65
ESPGHAN CoN 54
extravasation 84

■ F

FAO/WHO/UNC 47
feeding aversion behavior 51
Fischer 比 113

■ G

γリノレン酸 48
gas bloat 症候群 71

GERD　124
GFO　186
graft versus host disease　158
GVHD　54, 158

■ H

％height for age　32
height for age　25
His 角　70

■ I

ICT　180
IGF-1　119

■ K

Kaup 指数　25, 34

■ M

malposition　84
marasmus　26
MCT　110, 120
　──ミルク　218
munching　136

■ N

n-3 系脂肪酸　48, 186, 198
n-6 系脂肪酸　48, 198
NEC　92
NG チューブ　64
NPC/N 比　201
NST（nutrition support team）　164, 166, 170
　──加算　165
　──業務フローチャート　169
nutritional planning　43

■ O

objective data assessment　21
ODA　21
ORS　103, 184

ORT　184

■ P

PCT　179
PEG　66
PEM　30, 43
peripherally inserted central catheter　54
phytosterol　48
PICC　54, 74
PI カテーテル　76
PPN　74
protein-energy malnutrition　30, 43

■ R

rapid turnover protein　97, 106, 110
RBP　37
REE　40
refeeding syndrome　162, 192
respiratory quotient　40
resting energy expenditure　40
Rohrer 指数　25, 34
RQ　40

■ S

sedation 係数　99
SFD 児　90
SGA　21, 24
small-for-dates 児　90
stress 係数　99
subjective global assessment　21, 24

■ T

Tf　37
TG　37

thrombotic microangiopathy 54
TPN 74, 157
triceps skinfold thickness 26
TSF 26, 33
TTR 37

■ W

% weight for height 32
Waterlow JC 25
Waterlow 分類 33, 125
weight for age 25
weight for height 25

● 全国こども病院 NST メーリングリストにぜひご参加を ●

　小児の臨床栄養，そのなかでもとりわけ栄養サポートチームの活動に必要な情報は不足しており，各地でそれぞれが模索している状態です．病院の小児科やこども病院で課題となっている点にはかなり共通点があり，広く情報交換をする場が必要です．そこで，「全国こども病院 NST メーリングリスト」が，http://www.freeml.com 内に開設されました．このメーリングリストは，こどもの臨床栄養にかかわっていらっしゃる方々のための，情報交換の場を提供するものです．また，このマニュアルの内容に関する更新情報についても提供していく予定です．

　この本の読者の方も，このメーリングリストにぜひご参加ください．参加を希望される方は，管理人：高増哲也（ttakamasu@kcmc.jp）にパソコンの E mail address（携帯は不可）から，お名前，所属，職種を必ず明記のうえ（匿名や団体名での参加は不可），「チームで実践!! 小児臨床栄養マニュアル」で見ました，メーリングリスト参加希望します，と書いて送ってください．

編者紹介

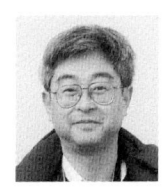

高増哲也
神奈川県立こども医療センターアレルギー科医長.
1989年,広島大学医学部医学科卒業.
広島共立病院,東京大学小児科,茅ヶ崎市立病院小児科,横浜市立大学寄生虫学などを経て,1999年より現職.2005年より同センターNST座長.

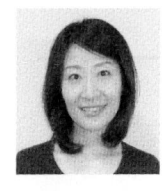

深津章子
管理栄養士,栄養学博士.
2000年,徳島大学医学部栄養学科卒業.
2009年,徳島大学大学院栄養生命科学教育部修了.
2000年より兵庫県立こども病院にて栄養管理および給食管理に携わる.
2007−2010年,同病院NSTエグゼクティブディレクター.
2013年より現職.

検印省略

チームで実践!!
小児臨床栄養マニュアル
定価（本体 3,500円＋税）

2012年 2月14日	第1版	第1刷発行
2021年10月14日	同	第6刷発行

編　者　高増　哲也・深津　章子
　　　　（たかます　てつや）（ふかつ　あきこ）
発行者　浅井　麻紀
発行所　株式会社 文光堂
　　　　〒113-0033　東京都文京区本郷7-2-7
　　　　TEL　(03)3813-5478（営業）
　　　　　　　(03)3813-5411（編集）

Ⓒ高増哲也・深津章子, 2012　　　　　　　　印刷・製本：広研印刷

ISBN978-4-8306-6059-7　　　　　　　　Printed in Japan

- 本書の複製権，翻訳権・翻案権，上映権，譲渡権，公衆送信権（送信可能化権を含む），二次的著作物の利用に関する原著作者の権利は，株式会社文光堂が保有します．
- 本書を無断で複製する行為（コピー，スキャン，デジタルデータ化など）は，私的使用のための複製など著作権法上の限られた例外を除き禁じられています．大学，病院，企業などにおいて，業務上使用する目的で上記の行為を行うことは，使用範囲が内部に限られるものであっても私的使用には該当せず，違法です．また私的使用に該当する場合であっても，代行業者等の第三者に依頼して上記の行為を行うことは違法となります．
- JCOPY〈出版者著作権管理機構 委託出版物〉
本書を複製される場合は，そのつど事前に出版者著作権管理機構（電話 03-5244-5088, FAX 03-5244-5089, e-mail：info@jcopy.or.jp)の許諾を得てください．